身辺雑記

医療法人瀧田医院 35 周年を記念して

医療法人瀧田医院　理事長　瀧田 資也／編

は じ め に

　瀧田医院は第二次世界大戦直後に父福三が開設しましたが、1987 (昭和62) 年に福三が亡くなった為に息子の私が引き継ぎ、翌年に法人成りして法人名を医療法人瀧田医院〈以後 (医) 瀧田医院〉としました。そして今年で35年を迎えました。

　又、私は昨年8月に80歳の傘寿を迎え、医師となって55年が経ちました。

　今年は、このように (医) 瀧田医院そして理事長の私にとっての節目の年になりますので、今年の5月1日に (医) 瀧田医院の理事長を息子好一郎に引き継ぎ、私は一介の理事として務めて行くことになりました。尚、副理事長の妻恭代は残留いたしました。

　その際、医療法人の名称も資恩会と変更いたしました。

　尚、(医) 瀧田医院は法人化して20年目より5年毎に (医) 瀧田医院の年史を作成しておりました。又、講師を私や恭代の先輩、同輩、後輩にお願いして医療、介護、病児保育に関心がある一般の方々にも理解出来るような (医) 瀧田医院主催の公開講演会を開催しておりました。そして事情が許す限り、毎年原則として講演録も作成しておりました。

　この度 (医) 瀧田医院35周年を記念して、我が身の周りのことを雑然と記した「身辺雑記」の表題の下に、好一郎は仕事を円滑に進めて行く上で必要と思われる趣味の「花火を語る」、恭代は小児科医の立場からも必要と思われる事柄の「病児保育のあれこれ」、私は今までの人生での出来事を抽出して「傘寿を迎えて」を記してみました。

　ご一読頂ければ幸いです。

　尚、関東図書の編集者の小川 雅彦氏には、ひとかたならぬお世話になりました。厚くお礼を申し上げます。

　　　　　2023 (令和5) 年5月吉日　　(医) 瀧田医院理事長 瀧田　資也　記

Contents

身辺雑記

花火を語る

瀧田 好一郎

仕事をして行く上で趣味を持つことは気分転換となり、仕事を円滑に進めて行く上で必要なことです。

私の趣味はテニス、食べ歩き、祭りと言った"ありふれた"趣味とは別に、幼少時に花火好きの祖父福三に感化されて好きになった花火があります。

I 花火との係わり

私は、いわゆる「花火師」です。

「花火師」とは、自分が構想した花火を自分で火薬を配合して作って打ち上げる人のことを言います。

1994 (平成6) 年、藤田保健衛生大学 (現藤田医科大学) 医学部の入学試験に合格して入学する迄の期間中に、東京都中央区日本橋にある公益社団法人日本煙火協会の花火師の講習を受け、資格取得試験に合格し花火師免許を取得しました。

花火師免許は毎年の更新が必要ですので、東京都台東区蔵前にある花火・玩具問屋山縣商店が主催する講習を毎年受けております。

医学部在学中、小児科で実習をしている時に、同大学医学部小児科講座が気管支喘息で通院中の子どもを対象に催している喘息キャンプにボランティアで参加しました。

気管支喘息の子どもは近くで花火を見ると喘息発作が起きてしまうことがあり、なかなか花火に接する機会がありません。そこで喘息キャンプの余興に遠くからでも見ることが出来る打ち上げ花火大会の開催を同講座に提案したところ、受け入れてもらうことが出来ました。

当時の喘息キャンプ会場は愛知県北設楽郡豊根村でした。

その会場に打ち上げ花火や点火装置等を運ぶ為には大型トラックで行かねばならないので大型自動車の免許も取得しました。そして知り合いの消防士さんたちと一緒に大型トラックで打ち上げ花火や点火装置等を会場に運んで、花火を打ち上げる段取りをして打ち上げました。

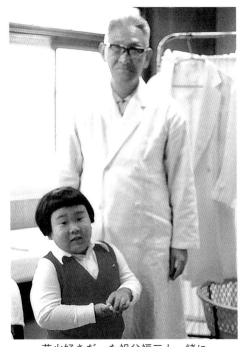

花火好きだった祖父福三と一緒に
（瀧田医院診察室にて）

6

喘息キャンプとは関係が無い地元の方たちにも大盛況でした。

その活動を2年間続けましたが喘息キャンプの開催が中止になり、その後は活動を中止しております。

常滑市の「焼き物祭り」が毎年8月末の土・日曜に開催され、土曜の夕方には「常滑市納涼大花火大会」〈以下大会〉があります。

医療法人瀧田医院〈以後 (医) 瀧田医院〉は、2010 (平成22) 年の大会に『特大スターマイン (医) 瀧田医院タキタデイプラザ開設10周年記念　変幻自在「匠の技」』、2012 (平成24) 年の大会に『(医) 瀧田医院25周年記念・

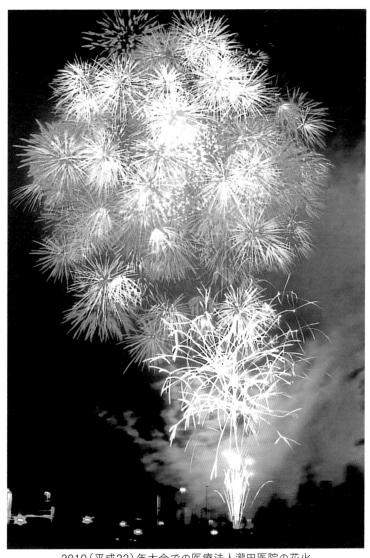

2010 (平成22) 年大会での医療法人瀧田医院の花火

有料老人ホームたきたやわらぎ邸開設記念花火メドレー『極・夢花火』の題目で参加しました。

　既に記しましたように私は花火師の免許を持っている関係で、常滑市商工会議所が大会のプログラムを作る際には同会議所の担当スタッフの方々と話し合って、（医）瀧田医院の題目を気に入ったものにしてもらうことや、打ち上げる花火についての打ち合わせを大会で毎年打ち上げている愛知県西尾市の若松屋の花火師の皆さんと一緒にさせて頂いて、（医）瀧田医院の花火を自分の思いの籠ったものにしてもらうことが出来ました。

　ちなみに2010（平成22）年大会の、（医）瀧田医院の花火は滝のように流れる花火で始まり、続いて芯星が夜空で一斉に開いて咲き誇った千輪菊を画く花火となり、その後連発花火が続きました。途中より二カ所同時点火の打ち上げ花火も混ざりました。これらが小休止すると、様々な一重芯や二重芯の1尺玉が連発され、そして柳のように前に垂れ下がる花火が同時に打ち上がるスターマインのクライマックスへと向かいました。その打ち上げから1分50秒後より打ち上がった「花火」は常滑では珍しい1尺玉の三重芯で、2発打ち上がりました。（用語については「Ⅱ　花火

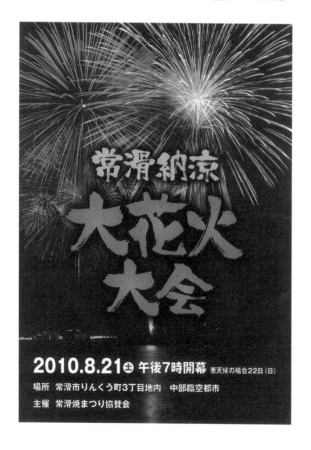

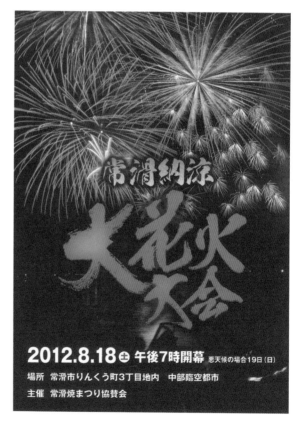

の豆知識」を参照)

　2012（平成24）年大会の（医）瀧田医院の花火は2010（平成22）年大会の花火をバージョンアップしたもので、所要時間は2010（平成22）年の大会の２分15秒に対して５分と、当大会参加中最長でした。

　暫くして中部国際空港が開港して空路の問題で打ち上げる場所が変更となり、当該の花火大会の規模が縮小した為に大きな花火を打ち上げることが出来なくなり、最近は当該の花火大会に参加しておりません。

　尚、以前より花火の打ち上げ作業は安全に

注意しなければなりませんが、今でも花火が入っている筒が打ち上げる際に倒れて花火が地表に沿って何百ｍも走ってしまう事故が起こることがあり、花火の打ち上げ作業は中途半端な気持で行うことは絶対許されないということを肝に銘じて置く必要があります。

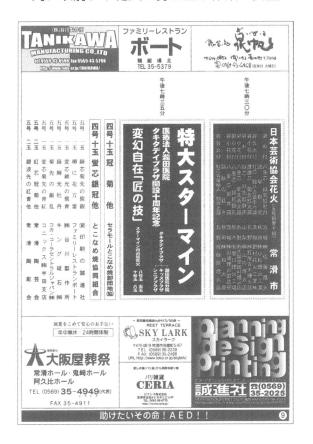

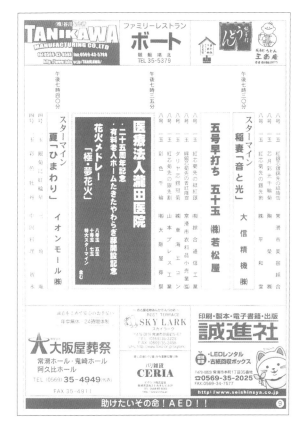

Ⅱ 花火の豆知識

●定義

火薬と金属の粉末を混ぜて包んだもので、火を付けて燃焼・破裂時の音や花火の色、形状等を演出するものです。

●歴史

花火の原形は古くから世界中で使われて来た烽火とされております。

日本での烽火は7世紀頃、東国等から派遣されて、筑紫、壱岐、対馬等の辺境の守備に当たった兵士である防人が中国の唐時代の烽火を真似ることが始めとされております。当時は棒にヨモギ等をわらで巻いて燃やして煙を出していましたが、その後中国で生まれた火薬が使われるようになりました。

花火としては14世紀後半に中国から伝わった火薬を使ってイタリアのフィレンツェで生まれ、ヨーロッパ全体に広がったとされております。

日本では1543（天文12）年の種子島への鉄砲の伝来から17年後、愛知県三河地方で祭礼に手筒花火が使われたのが最初とされております。

その後徳川家康が興味を示して江戸時代に盛んになりました。

業者としては「鍵屋」と「鍵屋」から分家した「玉屋」が有名で、「鍵屋」と「玉屋」は両国の川開きでは各々応援する店が打ち上げた花火の掛け声として使われておりました。しかし「玉屋」の業者は火の不始末の為に江戸から追放されて一代限りで潰れてしまいました。

●種類

花火は作り方や使用目的によって「打ち上げ花火」「仕掛け花火」「おもちゃ花火」に分かれます。

●花火玉の大きさ

花火玉の大きさを「号」と言います。

10号玉の花火は打ち上げる玉の大きさが1尺（約33㎝）であることから、10号玉を1尺玉とも言います。

打ち上げると地上より約700mの上空で直径が約220mの球体として広がります。

世界で最も大きな花火玉は40号玉（4尺玉）で、新潟県小千谷市の最北部の片貝の花火大会で打ち上がります。

●花火玉の構造

「導火線」は花火玉の火を付ける部分です。

打ち上げ花火の花火玉の中には火や煙を出しながら燃える火薬の粒である「星」と、「星」を飛ばすための火薬の粒が詰まっている「割薬」があります。

「星」には光や色などを出す火薬が入っている「芯星」と「芯星」の外側の「親星」があり、

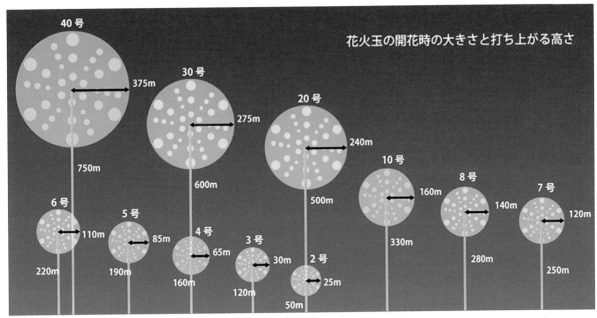

花火玉の開花時の大きさと打ち上がる高さ

「芯星」は花火玉が上空で開いた時の「花火」の内側の花弁（はなびら）を作り、「親星」は一番外側の花弁を作ります。「芯星」は「芯」とも言います。

　「芯星」が二重に詰められていると二層の「芯」の花火、三重に詰められていると三層の「芯」の花火になります。

　「玉皮（たまがわ）」は花火玉の外殻の部分で、以前は和紙や布から作られておりましたが、今はボール紙をプレスした物から作られております。

　「竜頭（りゅうず）」は花火玉を吊り上げる取っ手です。

●「打ち上げ花火」の種類

　「打ち上げ花火」の種類は花火玉の構造と花火玉の開花時の花火玉の割れ方によって「割物（わりもの）」「小割物（こわりもの）（半割物）」「ポカ物」がありま

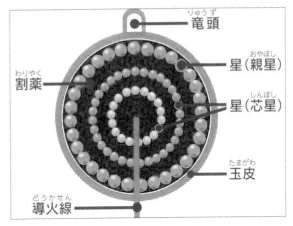

花火玉の構造

す。更にユニークな形の「型物（かたもの）」があります。

「割物」

　花火玉が空で勢いよく破裂して、花火玉の中の「星」が大きく花のように円を描いて広

がる花火で、日本の伝統花火の基本形です。

　球状に開いて菊に例えられる「菊物」、尾を引かなくて牡丹に例えられる「牡丹物」、花火玉の中の「芯」が球状に広がる「芯物」があります。

　「芯物」の「芯」の数のことを「重芯（えしん）」と言います。

　従って「芯」の数が一つを一重芯（ひとえ）、二つを二重芯（にえ）、三つを三重芯（みえ）、四つを四重芯（よえ）、五つを五重芯（ごえ）と呼んでおります。

　現時点では五重芯の花火が最高で、秋田の大曲（おおまがり）花火大会や新潟の長岡の花火大会で打ち上がります。

　尚、末広がりの「八」と、重なるという意味の「重」を併せて「八重（やえ）」と言います。

　例えば花弁の二つ程度の重なりの花を八重桜、八重菊、そして花弁が二つ程度の咲き方を八重咲きと言うように数多く重なっているという意味です。

　江戸時代当初は二重芯を八重芯とも呼んでおりました。当時、二重が最多の色を出す層の数でしたので、その呼び方に矛盾（むじゅん）はなかったのですが、その後三重芯以上の花火が作られるようになり、「重芯」は数字で呼ばれるようになりました。しかし二重芯は、今でも風雅な呼び方という意味である雅称として八重芯とも呼ばれております。

「小割物（半割物）」

　「割物」を小さくした花火で、代表的な花火は小さな花を沢山咲かせて花園のように見せる千輪菊が有名です。

「ポカ物」

　花火玉内の「星」が、花火玉の合わせ口よりくす玉のようにポカッと二つに割れた所から出て来る花火です。拡がり方は「割物」より狭く、空中で円を描きません。「ポカ物」のポカは花火玉が上空で割れた時の音のポカンを省略した言い回しです。代表的な花火に

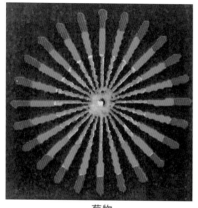
菊物

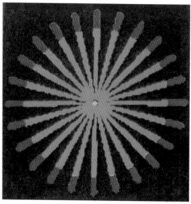
牡丹物

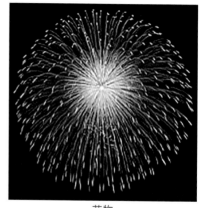
芯物

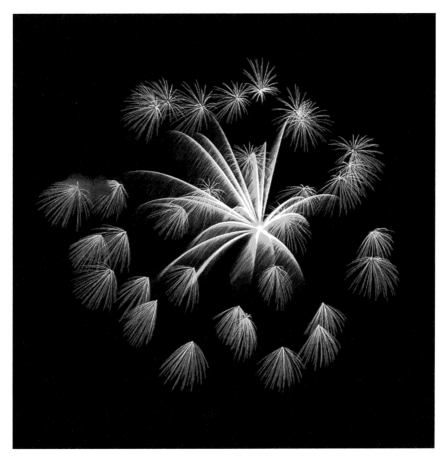

千輪菊

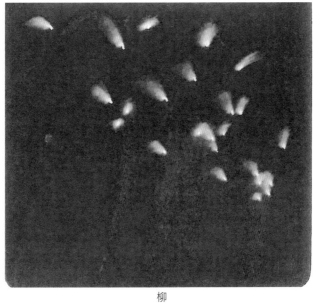

柳

「柳」があります。

「型物」
　花火は丸いという常識を崩したユニークな形の花火で、動物の絵やABCの文字等を描くので子どもに喜ばれます。

●形と色と音
　花火の醍醐味は形と色と音です。
- **形**：「星」に薬を何層かに分けて、塗して形が作られます。
- **色**：金属を炎にかざすと金属の種類によって特有の色の光が出る反応を「炎色反応」と言いますが、その「炎色反応」を利用します。
- **音**：過塩素酸カリウムと、ヒ素の硫化鉱物である鶏冠石を混合した赤爆という火薬が使われます。

●スターマイン
　決められた時間内での様々な種類や大きさの花火の打ち上げ方のことを言います。多くの打ち上げ筒を繋いで設置してそれらを同時に打ち上げたり、次々と連続して打ち上げたりします。

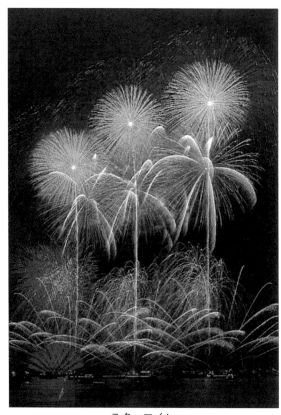

スターマイン

日本三大花火大会

名　称	開催都市	開催時期	初回開催	打上数	観客数
全国花火競技大会 （大曲花火大会）	秋田県 大仙市	8月第4土曜	1910 （明治43）年	18,000/1夜	80万人/1夜
土浦全国 花火競技大会	茨城県 土浦市	10月第1土曜	1925 （大正14）年	20,000/1夜	80万人/1夜
長岡まつり 大花火大会	新潟県 長岡市	8月2日・3日	1879 （明治12）年	20,000/2夜	80万人/2夜

注：内閣総理大臣賞が決定される花火大会は全国花火競技大会（大曲花火大会）のみ。

参考資料

・花火の大図鑑（PHP研究所）

・花火の図鑑（ポプラ社）

・花火の事典（東京堂出版）

・花火の本（淡交社）

・花火師の仕事（無明社出版）・

・花火師眺望絶佳の打ち上げ花火（幻光社）

・ウィキペディア

病児保育のあれこれ

瀧田 恭代

私は名古屋大学医学部付属病院小児科勤務中に妊娠、そして常滑市民病院小児科勤務中に出産しました。

当時は育児休暇も無く、出産後直ぐに勤務に就くという非常に厳しい毎日でした。特に我が子が病気になった時には小児科医とは言え大変でした。

そのような経験から、常滑市にも病気で保育園・幼稚園・小学校を休まなくてはならない子ども達を日中預かってくれる施設があれば良いと思い、病児保育を開設したい気持ちになりました。

尚、我が国は今迄高齢者には、特に病気の時にはそれなりの対応をして来ましたが子どもへの対応は遅れておりました。しかし少子化の進行に伴い、子どもの対応にも本腰を入れ始めました。その目玉の一つが病児保育です。

そこで病児保育について概説いたします。

Ⅰ 病児保育とは

・定義

病気で通園・通学が出来なく、と言って入院を要しない程度の、原則、生後6カ月から小学3年生の病児を、保護者の勤務の都合や傷病・事故・出産・冠婚葬祭等の止むを得ない理由によって家庭で保育が出来ない時に保護者に代わって医師の管理の下で保育士と看護職員が預かって、保護者の子育てと就労の両立を支援する事業です。

・種類

施設型と訪問型があります。前者は単独型と、医療施設、医師会、保育園、子ども園、乳児院、児童福祉施設による併設型があります。又、病状によって病児対応型、病後児対応型、体調不良児対応型があります。

・特徴

- 1日か2日の短期間の利用が多い。
- 流行する感染症によって季節の変動がある。
- 1～3歳を中心として年齢に幅がある子どもが一緒に過ごす。

・問題点

- 連続性のある保育が出来ない。
- 利用者数の予測が出来にくい。

・歴史

1966（昭和41）年、東京都世田谷区の帆足英一先生が「病児保育室バンビ」を開設。

1969（昭和44）年、大阪府枚方市の保坂智子先生が「枚方病児室」を開設。

1991（平成3）年、14施設による「全国病児保育協議会」が発足。

1994（平成6）年、文部・厚生・労働・建設4大臣が参加して「今後の子育ての為の施策の基本的方向について」と題する子育て支援10カ年計画案の「エンゼ

ルプラン」が発足。その中で「乳幼児
健康支援デイサービス事業」として病
児保育が採り上げられました。

1999（平成11）年、「エンゼルプラン」の中
の少子化対策推進関係閣僚会議で少子
化対策推進基本方針が決定されました。

2000（平成12）年、更に大蔵・自治大臣が
加わって「エンゼルプラン」は「新エン
ゼルプラン」と衣替えし、「エンゼルプ
ラン」の中の少子化対策推進基本方針
の具体的実施計画を定めました。

2003（平成15）年、急速に少子化が進行し
ている状況下での時限立法として、次
の社会を担う子どもが健やかに生ま
れ、安心安全な環境で育って行けるよ
うに、国を挙げて環境整備に努める為
の「次世代育成支援対策推進法」、そし
て家庭を持ち、子どもを産み育てるこ
とが出来る社会の実現に努めることを
国民の責務として規定した「少子化社
会対策基本法」が策定されて、病児保
育が後押しされました。

2017（平成29）年、1947（昭和22）年に制
定された「児童福祉法」が改訂され、
「児童福祉法」でも地域子ども・子育て
支援事業の一つとして病児保育が採り
上げられました。

Ⅱ タキタキッズプラザ（医療施設併設型病児保育）の誕生

医療法人は付帯業務として病児保育が出来るということで、医療法人瀧田医院は常滑市に病児保育の委託を申請しましたが、病児保育の認知度は当時低かったこともあって常滑市に認知されておらず、委託の同意を得ることが出来ませんでした。しかし同市と交渉を重ねた結果、やっと同市に認知されて同意を得ることが出来ました。尚、近隣の各医師会を通して「各開業医の患者さんを当方の病児保育を通して当方の診療所に勧誘しない」ことを了承して頂きました。

愛知県では既に"或る"社会福祉法人が病児保育をしておりましたが、愛知県病児保育担当部署は当該の病児保育が適切に行われていないとの判断から新たな病児保育を認めず、最初に同部署に申請した際には許可を得ることは出来ませんでした。しかし常滑市の病児保育担当部署の部長と一緒に同部署に行って交渉をした結果、やっと同意を得ることが出来、愛知県初の常滑市委託の医療施設併設型病児保育を2000（平成12）年9月に「タキタキッズプラザ」として立ち上げることが出来ました。

尚、「タキタキッズプラザ」は瀧田医院分院と老人介護の「タキタシニアプラザ」がある「タキタデイプラザ（現タキタデイプラザ1号館）」内にありますが、当初、医療と老

17

人介護と病児保育の愛知県での管轄部署が異なる事業所が同じ建物の中にあることは認められませんでした。しかし、瀧田医院分院と老人介護と病児保育の各事業所は同じ建物の中で独立して設置されていることを強調して、やっと認められることになりました。

従って、当時「タキタデイプラザ」は全国でも初めての建物であったと思われます。

尚、「タキタキッズプラザ」が立ち上がる前に既に名古屋市では"或る"医療施設が病児保育を行っておりました。しかし名古屋市は通園・通学が出来ない病児の保育は1985(昭和60)年に制定された「男女雇用機会均等法」や1999(平成11)年に制定された「男女共同参画社会基本法」の下で対応すれば良いという考え方で、"或る"医療施設の病児保育の委託を引き受けませんでした。しかし病児保育が国を挙げての推進政策になって名古屋市も病児保育の委託を引き受けるようになりました。

病児保育を行っている事業所は必ずしも全国病児保育協議会に入会する必要はないのですが相当数は入会して登録しております。しかし経営が経済的に成り立たない等の理由で病児保育を行っていた事業所の相当数が現在廃業しており、2022(令和4)年8月時点の全国の登録順位番号は1049番ですが、実質の登録番号は770番です。

尚、「タキタキッズプラザ」の全国病児保育協議会での登録順位番号は愛知県では1番ですが、全国では93番です。その後、脱退や廃業があって、現在、実質は57番ですが、欠番はそのまま対応されていますので登録順位番号は93番のままです。

いずれにせよ、当時、愛知県は全国的に見て遅れておりました。

名古屋市は愛知県内でありながら100万人都市ということで、病児保育の管轄は愛知県から独立して名古屋市独自でなされております。

現在、全国病児保育協議会に登録されている名古屋市内の病児保育事業所は当該の"或る"医療施設病児保育も含めて11あります。そして名古屋市を除いた愛知県では17あります。従って愛知県全体では28あります。

いずれにせよ愛知県で認可された医療施設併設型病児保育は「タキタキッズプラザ」が初めてなので、立ち上げ当時、数カ所の新聞社や放送局が診療中でも取材に訪れてその対応に忙しい毎日でした。

企業主導型病児保育という制度があります。

企業主導型病児保育とは、内閣府下の公益財団法人児童育成協議会が管理している企業主導型保育事業の内の病児保育事業のことで同協議会より助成金が支払われます。制度が開始された年月は2016(平成28)年5月です。

企業主導型病児保育は従来の病児保育事業のように自治体の委託を受けず、そして全国病児保育協議会に入会せずに行われております。

ちなみに2022（令和4）年1月時点の企業主導型病児保育数は全国では1577、その内愛知県では88あります。

「タキタキッズプラザ」の立ち上げ当時は常滑市は封建的な田舎の小さな町であることもあって地元の高齢者には「親は子どもが病気の時くらい職場を休むべし」という考え方が数多くありました。その後、次第に「子どもが病気の時こそ病児保育を利用して子どもの病気の対応の仕方を学んでもらいたい」という私たちの啓蒙活動が功を奏して、現在は多くの地元の高齢者に病児保育の意義の理解が得られるようになり、感慨ひとしおです。

　万葉集に山上憶良が詠んだ和歌に

[　銀も金も玉も何せむに優れる宝
　　　　　　　　　子にしかめやも]

があります。

　「子どもは宝」なのです。国を挙げて子どもを守って行きたいものです。

参考資料
・病児保育研究（全国病児保育協議会）
・常滑市社会福祉協議会とこなめファミリー・サポート・センター主催
　フォローアップ講習会講演録
・ウィキペディア

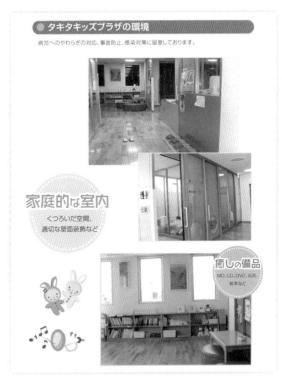

タキタキッズプラザの環境①

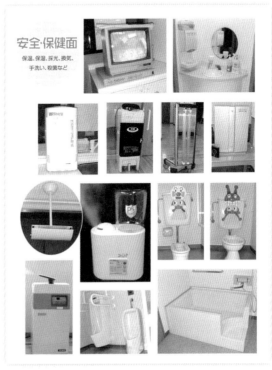

タキタキッズプラザの環境②

傘寿を迎えて

瀧田 資也

この度、私は80歳の傘寿（さんじゅ）を迎えました。長寿の祝いである寿賀は本来数え年で対応するのですが、今は満年齢で対応している場合が多いので私も満年齢で対応しました。

そして医療法人瀧田医院〈以後（医）瀧田医院〉は35年の節目の年を迎えました。

これら節目の年を迎えた機会に、日本の人口動態を眺（なが）めたり隠居について考察して高齢者の医療・介護の課題を採り上げてみました。又、瀧田家や両親と我が歩みの一端を回顧して人間関係の在り方に触れてみました。

尚、瀧田家や両親と我が歩みの記載には、かつて発刊した（医）瀧田医院の各年史、特に20年史の記載と重複している箇所もあります。一方修正した箇所や新たな事実を加えた箇所もあります。

我が国を含む多くの国は高齢者を65歳以上と定義しております。しかし、この定義には医学的には明確な根拠はありません。実際、個人差はあるものの、この定義が現状と合わない事態が生じております。そこで日本老年学会と日本老年医学会は2013（平成25）年、高齢者の定義を再検討する目的で合同ワーキンググループを立ち上げて高齢者の定義についての議論を重ね、高齢者の心身の健康に関するデータを整理しました。結果、データを整理した当時の高齢者は、整理した当時より10〜20年前の高齢者と比較して加齢に伴う

身体的機能変化の出現が5〜10年遅く、従来高齢者とされて来た65歳以上の内の74歳迄の高齢者は心身の健康は略（ほぼ）保たれて活発な社会活動をしている人も多数存在することが分りました。更に民間の各種の意識調査の結果から65歳以上を高齢者とすることに否定的な意見が多いこと、そして内閣府の調査の結果から70歳以上を高齢者とする意見が多いことが分りました。これらの結果を基に、両学会は65〜74歳を准高齢者、75〜89歳を高齢者、90歳以上を超高齢者とすることを推奨しております。

我が国の「平均寿命」は1955（昭和30）年では男性63.6歳、女性67歳であったのが、2021（令和3）年では男性81.47歳、女性87.57歳と大幅に伸びております。総人口に占める割合の「高齢化率」も1950（昭和25）年では5％に満たなかったのが1970（昭和45）年は7％、1994（平成6）年は14％、2021（令和3）年は28％と増加しており、現在4人に1人が高齢者です。ちなみに2022（令和4）年の65歳以上の高齢者は3千600万人、総人口に占める割合は29％でした。この内、75歳以上は1千900万人で総人口に占める割合は15％を超えました。その中で80歳以上は1千235万人（総人口の9.9％）、90歳以上は265万人（総人口の2.1％）でした。100歳以上の高齢者である「百寿者（センテナリアン）」の数は老人福祉

法が制定された1963 (昭和38) 年では僅か153人でしたが、約60年経った2022 (令和4) 年では9万人 (総人口の0.001％) で、昨今、巷間「人生100年時代」と言われるようになりました。

　「総人口」は2022 (令和4) 年1月1日時点では1億2千600万人で、前年に比して73万人減となり、比較可能な2013 (平成25) 年以降で前年比が最大の減少となりました。「総人口」の内の「出生者数」は過去最少の81万人、「死者数」は過去最多の144万人で、その差の「自然増減数」は63万人で、13年連続減少しております。

　人間の寿命は、現時点の統計上ではフランスの女性の122歳が最長です。日本ではやはり女性の119歳が最長で、世界でも2番目です。

　ここで「平均寿命」とは、その年に生まれた赤ちゃんが後何年生きられるかという平均の年数、「平均余命」とは、或る年齢に達した人が後最長何年生き長らえるかという期待値ですので「平均寿命」より長くなります。ちなみに2020 (令和2) 年時点の平均余命の私の場合の80歳の男性は9.42年です。

　一方「健康寿命」とは、介護を受けたり寝たきりになったりせずに日常生活を送れる寿命で、厚生労働省の2019 (令和元) 年での調査結果は男性72.68歳、女性75.38歳で、「健康寿命」が初公表された2010 (平成22) 年で

の男性70.42歳、女性73.62歳と比べると男性2.26年、女性1.76年延びております。しかし、その延びは特に女性では「平均寿命」の延びと比較すると小さく、介護を要する期間が増えただけという結果になっており、現状、75歳以上の高齢者では5人に1人が要介護状態です。従って「健康寿命」を延ばす工夫が大切ですが、それには疾病の治療の面からの検討に加えて「社会参加」を積極的に行う環境作りの推進、後述するフレイルの予防、更には老化の原因のメカニズムの更なる解析等の生物学の基本的観点からの検討も必要です。

　人間は、事故死・災害死・殺害死・戦死・自死を除いて死亡の時期や状況の程度に個人差がありますが、加齢と共に心身の状況は衰えて必ず死亡することです。

　医者として、後いくばくもないと思われる高齢者の患者さんにも「もっと長生きして」いう気持ちで治療することは当然ではありますが、闇雲に死亡を延ばす「無益な延命治療」には問題があります。只、「無益な延命治療」の解釈は人それぞれですし、日本では未だ「尊厳死法」や「安楽死法」が法制化されておりませんので、医者が個人的に「無益な延命治療」と思って対応すると殺人罪を犯すことになりかねません。従って、患者さんやご家族と亡くなる際の治療法等を生前に話し合って

おく必要があります。このことは老人介護でも同じです。幸い、昨今、医療・介護業界も契約の時代となり、以上のこともお互い文書を交（かわ）して確認出来るようになって来ました。

高齢者の過ごし方の一つである「隠居」について記します。

「隠居」の概念は公家時代の平安時代よりあり、当時は退官することを意味しておりました。

武家時代の室町時代から「隠居」は家の代表者としての家族の統率の家長権である家督を生前に相続人に譲ることを意味するようになりました。

武家時代の終わりである江戸時代には、当時から始まった落語に「隠居」がよく登場して「隠居」が町内の八っつぁんや熊さんに蘊蓄（うんちく）を傾けて相談相手になっている情景が語られるようになって「隠居」にはプラスのイメージがありました。しかし明治時代には富国強兵・勤倹貯蓄が国策となり、「このご時世、悠々自適の生活を送るとは！」と言うことで「隠居」はマイナスのイメージとなりました。

1898（明治31）年7月からのいわゆる明治民法では、相続人になる者は
①満60歳以上であること。
②相続として"しっかり"対応できる能力を有する者であること。
③相続人になることを承認していること。

の3つの条件が満たされることが必要でした。

「隠居」を名乗り出る時期については定まっておりません。滋賀県出身の住友総理事であった明治時代の実業家の伊庭貞剛（いばていごう）は「事業の進歩・発達にもっとも害するものは青年の過失ではなく老人の跋扈（ばっこ）である」と言っております。跋扈とは魚が竹籠に入らずに飛び跳ねている様、即ち影響力を行使続けることです。伊庭貞剛の言葉を信条として早々と「隠居」を名乗り出る人もおりましょうし、生涯現役を目標にして生涯「隠居」を名乗り出ない人もおりましょう。

しかし「隠居」の法的な制度は戦後の1947（昭和22）年5月に日本国憲法が改訂されると一緒に民法も改訂されて民法より無くなりました。従って今日での「隠居」が意味するところは、生業（なりわい）を辞して今迄の立場を他人に譲って暮らして行くということになりましょう。

以上を鑑（かんが）み、私は節目の年を迎えたこの機会の大安吉日の2023（令和5）年5月1日、医療法人の理事長職は息子好一郎（こういちろう）が引き継ぎ、妻恭代はそのまま副理事長職に留まることになりました。尚、私は一介の理事として務めて参ります。

又、医療法人名を資恩会に変更することにしました。資恩会という名は孫の紗矢香（さやか）の名を頂いた命名等で有名な京都の武信稲荷神社（たけのぶ）

から頂きました。意は「繁栄を代々に伝え得る」です。変更した理由は、以前、愛知県保健医療局国保医務課（現医務課）から「診療所名が瀧田医院であって医療法人名も瀧田医院であると、瀧田医院が診療所の方なのか医療法人の方なのか分かりにくいので医療法人名を例えば何々会に変更したら？」と意見されたことがあったからです。尚、医療法人名の最後によく「会」が使われており、医務課もそれを勧めたのは、医療法人は理事会を置かなければなりませんが、その理事会名ということです。

廻船問屋から木綿問屋へ

　瀧田家の過去を振り返ってみます。

　瀧田家は江戸時代後期より明治時代初期に掛けて当時海運に広く使われていた大型木造帆船である千石船（せんごくぶね）と呼ばれる弁財船（べざいせん）を最多4隻（せき）所有していた尾州廻船の常滑船の廻船問屋（びしゅう）でした。尾州とは尾張藩、廻船とは商品を売って廻（まわ）る船、常滑船とは常滑の海運業者が所有している廻船、廻船問屋とは廻船を所有している海運業者のことです。尚、廻船問屋の当主は廻船主と呼称されております。

　廻船主によっては、船頭に指示をして物資の売買をして船賃だけでは無くて利ざやでも利益を得ておりました。瀧田家もそうでした。

　瀧田家は常滑で壺（つぼ）や瓶（びん）等の陶器、桑名・四日市で米等を購入し、それらを船頭を含めて

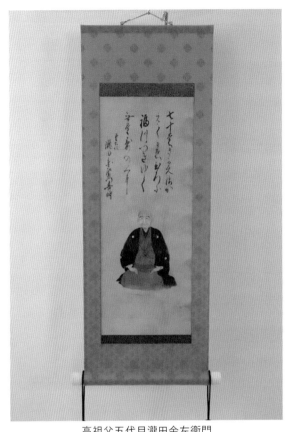

高祖父五代目瀧田金左衛門

10〜13人の船乗りで10日間程掛けて年4〜5回江戸を中心に航海して江戸等で売り、江戸等で購入した干した鰯（いわし）である干鰯（ほしか）等を地元に持ち帰って売っておりました。時には大坂や兵庫にも航海しておりました。

　瀧田家は四代目金左衛門を継ぐ親族がいなかったので常滑焼窯元の渡辺家の与惣左衛門（よそうざえもん）を四代目金左衛門として養子に迎えました。彼は窯元の家の出身ですので江戸の窯業界の問屋には馴染（なじ）みが多く、常滑の陶器はそれらの問屋を通じて販売されておりました。

当時「講」という商売上での仲間組織がありました。廻船業での「講」は廻船や船乗りの統制を図ると共に各地の商人と交渉を行っておりました。常滑船には「常盤講」と呼称された「講」がありました。尚、ここでの常盤は永久に変わらない意味です。

四代目金左衛門の時の1849（嘉永2）年に瀧田家の屋敷の付近で大火事があって瀧田家の屋敷は類焼し、瀧田家の屋敷、家財・什器、文書は略消失してしまいました。

しかし四代目金左衛門は、大火事があった翌年の1850（嘉永3）年には既に屋敷を建て直して廻船業を再開しております。

瀧田家が廻船業を始めた時期は、後に記す経緯で見つかった瀧田家（現廻船問屋瀧田家）に現存している4万7千点の文書の内の廻船

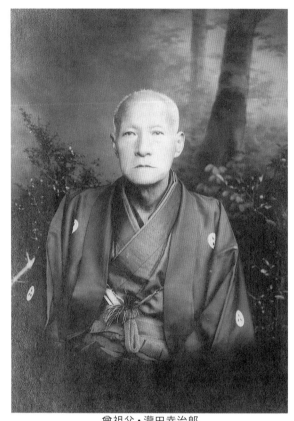

曾祖父・瀧田幸治郎

江戸時代の年号

慶長	1596－1615	元和	1615－1624	寛永	1624－1644	正保	1644－1648
慶安	1648－1652	承応	1652－1655	明暦	1655－1658	万治	1658－1661
寛文	1661－1673	延宝	1673－1681	天和	1681－1684	貞享	1684－1688
元禄	1688－1704	宝永	1704－1711	正徳	1711－1716	享保	1716－1736
元文	1736－1741	寛保	1741－1744	延享	1744－1748	寛延	1748－1751
宝暦	1751－1764	明和	1764－1772	安永	1772－1781	天明	1781－1789
寛政	1789－1801	享和	1801－1804	文化	1804－1818	文政	1818－1830
天保	1830－1844	弘化	1844－1848	嘉永	1848－1854	安政	1854－1860
万延	1860－1861	文久	1861－1864	元治	1864－1865	慶応	1865－1868

業に関係する1万5千点の文書より四代目金左衛門の時の1836（天保7）年と推定されております。しかし三代目金左衛門より前のことは前述の如く大火事があって瀧田家の屋敷が類焼して文書が略消失しているのでよく分かっておりません。

　四代目金左衛門は1856（安政3）年に亡くなりました。尚、誕生年月日は不詳です。

　高祖父の五代目金左衛門は1817（文化14）年に生まれて1891（明治24）年に74歳で亡くなりました。

　明治時代になって和船が洋船に、更に海送も陸送に代わり始めて廻船業は徐々に衰えて行きました。そこで高祖父は廻船業の将来は明るくないことに加えて、嵐に出くわせば遭難して多くの船乗りを失った上に遺族の面倒も見なければならない「舟板1枚の下は地獄の稼業はもう御免だ」ということで廻船業を解散することにしました。尚、瀧田家も大小併せて5回遭難しております。最後に弁財船

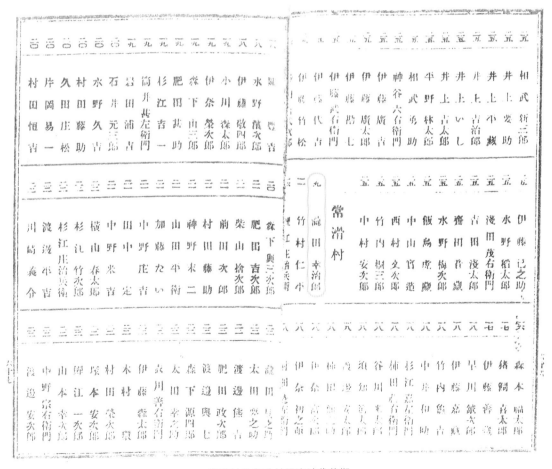

常滑村長者番付明治時代後期

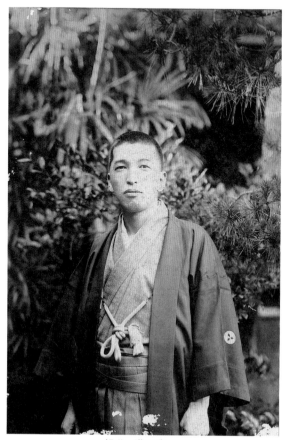

祖父・瀧田貞一

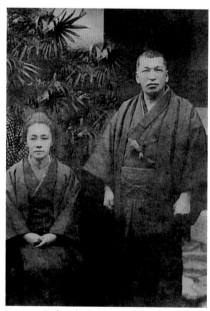

父方の祖父母のたねと貞一

が出帆されたのは1885（明治18）年です。

　高祖父は廻船業に代わる生業として現在の愛知県知多市岡田で主に生産されていた知多木綿に目を付けて、当時免許制であった木綿問屋の免許を取得して木綿問屋を1872（明治5）年に始めました。今から151年前です。つまり瀧田家は151年前より繊維業を営んでいるということです。

　木綿問屋を始めた頃は廻船問屋を営んでいた頃のように瀧田家の屋敷の座敷で商いをしておりました。

　店を構えた時期は定かではありませんが、1899（明治32）年に交付された不動産登記法に基づく登記簿では店の登記は既に瀧田家の屋敷の近くの現在地になされているので、店は1899（明治32）年以前に建てられたことは確かですが、具体的な時期は分かっておりません。店に手を加えて棟札が見つかれば分かるでしょう。

　六代目の曽祖父幸治郎は1850（嘉永3）年に生まれて1919（大正8）年に68歳で亡くなりました。尚、六代目より金左衛門を名乗らなくなった理由は不明です。繊維業を高祖父の五代目の金左衛門から引き継いだ六代目の曽祖父幸治郎、そして七代目の祖父貞一は、明治時代後期の常滑村、そして大正時代から昭和時代の太平洋戦争終了直後迄の常滑町の長者番付で常に1位であったということは、生業を廻船問屋から木綿問屋に切り替えても

順調な経営状況であったということです。

　尚、幸治郎は1894 (明治27) 年に店舗名を金左衛門の金を使用して 釒瀧田商店 (以後瀧田商店) と呼称しております。

＊

　七代目祖父貞一は1879 (明治12) 年生まれで1934 (昭和9) 年に54歳で亡くなりました。

　1937 (昭和12) 年に織布工場を店とは離れた愛知県知多郡西浦町樽水 (現常滑市南陵地区樽水) に建てて織布業も始めております。そして小幅の反物を織り、商品名を廻船業時代の「講」の名称の「常盤講」にちなんで「常磐晒」としました。尚、紡績業に手を出さなかったのは瀧田商店のような中小企業では費用対効果が見込まれないからでした。

　貞一は短命でしたので私が生まれた時には既に亡くなっており、私は貞一の「人となり」は把握しておりません。しかし貞一を知っている人たちから聞くところによると、筋を通し、面倒見が良く、商売人でありながら学者肌の「人となり」であったということです。従って人望が厚く、周りから尊敬されていたということです。貞一は『常滑陶器誌』という名の本を遺しており、常滑では今でも活用されております。

　一方、母方の祖父大島理三郎は1890 (明治23) 年に生まれて1973 (昭和48) 年に84歳で亡くなっているので私が生まれた時は未だ存命中で、後述するように刈谷市に住居を構えていたので私の幼少の頃はよく母と一緒に遊びに行って可愛がってもらっておりましたので理三郎の「人となり」はよく把握しております。几帳面、完璧主義、そして進取の精神の持ち主でした。

　理三郎は大阪の出身で、名古屋に来て豊田佐吉翁が自動織機を開発した際、そして佐吉翁の長男の豊田喜一郎氏が自動車作りを始めようとした際、数人の仲間と一緒に佐吉翁、そして喜一郎氏の右腕として活躍しておりました。尚、大阪から名古屋の佐吉翁の所に来た経緯の詳細は私の若い時代はそのことに関心は無くて祖父を中心に関係者に尋ねておらず不詳です。

　理三郎は1926 (大正15) 年、愛知県碧海郡刈谷町 (現刈谷市) に豊田自動織機製作所が設立されることに伴って住居を名古屋から刈谷に移しております。尚、住居は当時珍しい洋風の建物であったので、当時の刈谷では目立つ存在でした。

　トヨタ自動車工業は軍需工場として戦争末期には飛行機の生産にも手を出し、理三郎は重役として飛行機の製造部門の先頭に立っておりましたので、戦後はトヨタ自動車工業から外れました。

　尚、トヨタ自動車工業は1950 (昭和25) 年に社長に喜一郎氏が三井物産から招聘した

神谷正太郎氏を迎えて営業部門をトヨタ自動車販売として独立させましたが、1982（昭和57）年に再び合体して現在のトヨタ自動車となっております。

戦後、トヨタ自動車工業から外れた理三郎はトヨタグループ（以後トヨタ）の一角の新川産業（現アイシン）、そして前身豊田製鋼の愛知製鋼の社長を経て、現在トヨタから離れている日新琺瑯製作所の社長を最後に、終生トヨタに関わっておりました。このように理三郎はトヨタの礎を築いた一人でした。

葬儀は刈谷市の大島家の菩提寺でトヨタの社葬の形で行われました。その時の葬儀委員長は豊田喜一郎氏の跡を継いで名古屋の綿布業の服部商店（現興和）から入社した豊田自動織機と豊田自動車工業の社長（後会長）になった愛知県知多郡小鈴谷村（現常滑市南陵地区小鈴谷）出身の石田退三氏でした。

石田氏は弔辞で「大島理三郎氏がトヨタの礎を築いてくれた結果、今のトヨタがある」と述べておられました。又、豊田佐吉翁の甥の豊田英二氏や豊田喜一郎氏の長男の豊田章一郎氏などの当時のトヨタの幹部は本堂の前に立たれて、弔問に来られた方々に弔問のお礼の挨拶をされておられました。

瀧田商店の八代目には貞一の息子の英二が以下の紆余曲折の経緯を経て就いており

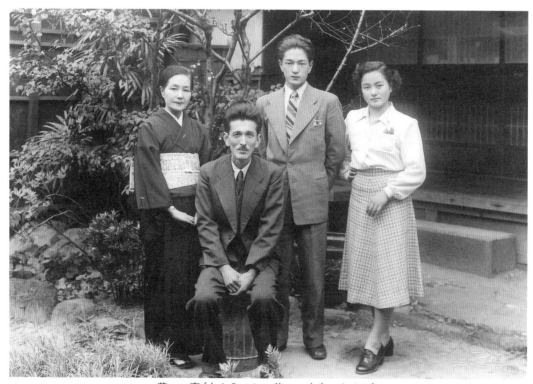

英二一家（左からいし、英二、文彦、あゆち）

ます。

　英二は戸籍上では次男ですが、長男の金一郎が生後間もなく亡くなった後に生れたので生まれた時から実質は長男として対応されております。当時の特に田舎の旧家では、長男は幼少時には乳母（うば）が付いたり、強い日に当らぬように傘を差し掛けられる乳母日傘（おんばひがさ）で育てられて我儘（わがまま）な者が多い状況でした。英二もそうでした。

　英二は東京帝国大学（現東京大学）文学部国文科を卒業してからも同講座に在席中、禅や能・歌舞伎の研究をしておりましたが、能・歌舞伎と比較する為に新劇にも手を出し、1929（昭和4）年、女優の花柳はるみと恋に落ちて兄文彦と妹あゆちをもうけました。尚、あゆちという名前は英二が万葉集にしばしば詠（よ）まれているあゆち潟（年魚市潟）から採って付けております。あゆち潟とは平安時代以前に名古屋市の南部一帯から知多半島の東海市北部にかけて広がっていた干潟を指し、あゆは湧き出るとか梅雨の頃の移動性低気圧が日本列島にもたらす東風（こち）を意味しております。

　恋の相手の女優である花柳はるみこと本名粕谷（かすや）いしは茨城県の大地主の娘で、父親は内務省の書記官をしており、いしが東京の麹町（こうじまち）高等女学校に在籍していた時には父親はいしをタイピストにしようと思っていたそうです。しかし、いしは父親の反対を押し切って1913（大正2）年に島村抱月、松井須磨子を

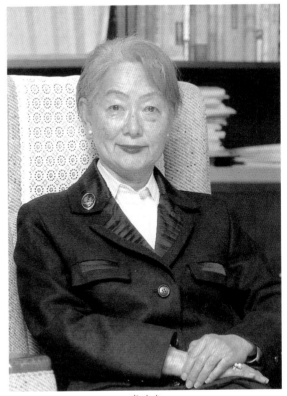

あゆち

中心とした芸術座一期生となって「生の輝き」に出演しました。尚、当時、歌舞伎で男優が演じている女役は映画でも男優が演じておりましたが、1918（大正7）年に初めていしが女優として演じました。1924（大正13）年の築地小劇場の創立時に小山内薫（おさないかおる）がゴーリキの「どん底」を「夜の宿」の題名で演出した際に、小山内薫に見込まれて「どん底」の人達の悩みを聞く巡礼ルカーの役やチェーホフの「桜の園」の女主人のラネーフスカヤの役を演じたりして、日本演劇史に名を遺した一人でした。

　あゆちは、いしについて『NFU（日本福祉

大学評論誌）vol.53 地域づくりルネサンス
随想ふるさと常滑に想う』で、大略［母は大
正の末期から昭和の初頭にかけて日本の近代
化の最先端を進んだ東京の若き芸術家集団の
中心的女優で、東京でも最も進歩的で個性的
な女性の一人であり、俳優、美術家、写真家、
建築家、戯曲家等、母の周りにいた様々な若
き芸術家の創造力に息を吹き込んだと言われ
ている。当時、東京帝国大学文学部国文科の
若い学生として日本の伝統的な能、歌舞伎等
を研究していた父は、これと比較する為に
通った築地小劇場で新しい息吹に満ちた芸術
に魅せられ、やがて母と恋に落ちた］と記し
ております。

　一方、英二の姉の奥村あいの娘の河合俊子
の娘の女性史を研究している高橋阿津美は、
いしについて『らいてうを学ぶなかで3』（日
本女子大学 平塚らいてう研究会）の「新婦人
協会会員　花柳はるみ」で、大略［花柳はる
みは職業を持ちながら結婚した。その職業も
当時世間から白眼視され、さげすまれる俳優
であった。はるみが生きた時代の草創期の新
劇集団は種々の劇団が出来ては潰れ、潰れて
は出来るという状況を繰り返していた。

　そのような状態のなかで子どもを3人産み
（1人は早死）、何よりも執着している仕事を
16年間続けた後、英二と同棲した］と記し
ております。尚、平塚らいてうは日本女子大
学を卒業した女性解放運動家です。

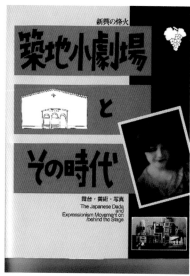

築地小劇場時代の花柳はるみ（いし）

　英二はいしと同棲して文彦とあゆちをもう
けたので、当時の社会通念上大学を辞すこと
になりました。いしも英二と同棲後に突如俳
優を辞め、その後生涯俳優に戻ることはあり
ませんでした。

　その後、英二はいし、そして文彦とあゆち
は東京から名古屋市に居を構えましたが当然
生活に困っており、たねはその状況を見かね
て貞一に内緒で生活費を渡しておりました。
勿論、貞一はそのことを知っておりましたが
見ぬ振りを通しておりました。

　いずれにせよ貞一は当時俳優の社会的地位
が低かったこともありましたが、当時の社会
通念上結婚して子どもをもうけた後に離婚し
ている者と一緒になって親に断り無く子ども
をもうけた英二を烈火の如く怒って「英二を
勘当する！」と言って、亡くなる迄英二とい

しの結婚を頑（かたく）なに拒み続けました。英二も当時の日本の社会構造がどうあろうと自分の信念を頑なに貫いて、両親が亡くなる迄常滑に帰って来ませんでした。

1898（明治31）年から1947（昭和22）年迄存在していた当時の民法下では「家制度」が在存しておりました。

「家制度」とは親族関係を有する者の内の更に狭い範囲の者を戸主及び家族として一つの家に属させて戸主に家の統率権限を与えた制度で、結婚と相続は「家制度」の下に実施されており、結婚は親の許可がなければ出来ませんでした。

相続は「家督相続」でした。「家督相続」とは、被相続人である戸主が亡くなった場合に長男が一人で全ての遺産を継承・相続する制度です。しかし被相続人である戸主が「隠居」したり、国籍を喪失した場合は生存中でも実施されることもありました。尚、非相続人と相続人となるべき者の間で亀裂、例えば貞一と英二のような「非相続人が相続人を勘当する！」というような亀裂が生じていても、特別な事情、例えば相続人が刑法に触れるような犯罪を起こしていない限り「家督相続」することが出来ましたが、拒否することは出来ませんでした。

家督相続人には長男がなります。長男が亡くなっていれば次男がなります。男子がいな

ければ婿養子を迎えることになります。しかし戦後の民法で「家制度」そして「家督相続」は消滅しました。

貞一は英二といしの結婚を認めませんでしたので英二は親の生前中は婚姻届けを提出することが出来ず、従って生まれて来た文彦とあゆちを正式に結婚している夫婦から生まれた子どもである嫡出子（ちゃくしゅつし）として届けることが出来ず、他人の夫婦の子どもとして届ける、即ち、当時容易に出来得た "籍を借りる" 形の子どもとして届けることになりました。従って文彦とあゆちは貞一を生涯憎み続けました。又、英二といしの結婚に対しての貞一と英二の葛藤（かっとう）を目（ま）の当たりにしていたので結婚に懐疑的になって生涯結婚をしませんでした。

貞一は脳卒中を発症して嫁に当たるいしと孫に当たる文彦とあゆちの顔を見ることなく、前述の如く1934（昭和9）年に54歳で亡くなりました。

たねも貞一と同様に脳卒中を発症していし、文彦、あゆちの顔を見ることなく貞一の後を追うように貞一の死の4カ月後に52歳で亡くなりました。

英二の専門の一つであった禅宗に「円相」（えんそう）という言葉があります。

「円相」とは書画の一つで円を一筆で描いたものです。円は角張らないので「円相」は丸い心を表わしております。英二が「円相」

の気持ちを持って貞一に接していたならば、このような展開にはならなかったかも知れません。

田舎の旧家の切なく、儚く、虚しい出来事でした。

英二は両親の死後常滑に戻って「家督相続」の手続きを取り、瀧田家八代目の戸主となって瀧田商店主に就きました。

英二は結婚届を提出していしを妻として籍に入れ、文彦とあゆちを実子でありながら養子として籍に入れました。

文彦とあゆちは成人してから、文彦は東京大学(以後東大)文学部仏文科を卒業して東大教授そして東大名誉教授となり、あゆちは東大法学部を卒業して日本航空に入社して日本航空初の女性管理職となり、日航財団常務理事を経て国土交通省特別国家公務員運輸審議会委員となって航空の管理活動をして、マスコミからは「日本初のキャリアウーマン」として採り上げられております。

二人は一緒に東京千駄ヶ谷で暮しておりました。一方英二といしは常滑の屋敷で暮しておりました。いしは1942(昭和37)年に66歳で亡くなりました。その後も英二は常滑の屋敷で一人暮らしをしておりましたが、高齢に伴って独居生活が不自由となった為に文彦とあゆちと一緒に暮らすことになり、1965(昭和40)年、屋敷はそのままにして東京の

文彦とあゆちの住まいに引っ越しました。従って常滑の屋敷は朽ちてしまいました。英二は朽ちた屋敷を東京に引っ越して約30年後の1994(平成6)年、あゆちを介して常滑市に寄贈し、底地及び周囲の土地を売却しました。

常滑市役所では寄贈された屋敷は朽ちているので壊す案もありましたが、最終的には常滑市の隣の半田市にある日本福祉大学知多半島総合研究所に相談しました。

同研究所は何はともあれ同大学の学生や近隣の住民のボランティアを中心に朽ちた屋敷の掃除をすることから始めました。その時、母屋から古い家具・什器、蔵から約4万7千点の文書、その内、廻船業に関係する文書が約1万5千点見つかりました。そこで常滑市は屋敷、家具・什器、文書の調査を同研究所に委託しました。委託された同研究所は朽ちた屋敷の調査を当時の名城大学川村力男助教授に、家具・什器の調査を当時の学習院大学小泉和子講師に依頼しました。そして文書の調査を当時同研究所に在籍されていた現斎藤善之東北学院大学経済学部教授及び現曲田浩和日本福祉大学経済学部教授、同大学知多半島総合研究所歴史・民族部部長と現高部淑子同研究所教授に依頼しました。

一般公開された「廻船問屋瀧田家」

常滑市が朽ちた屋敷の対応について知多半島総合研究所に相談した頃、たまたま当時の

公開されている「廻船問屋瀧田家」

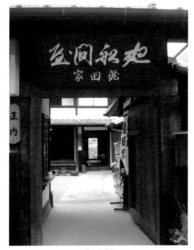

表玄関

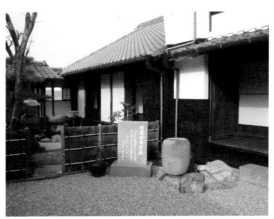

母屋外部

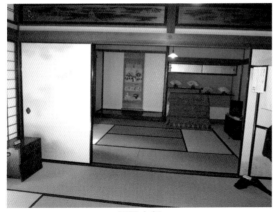

母屋内部

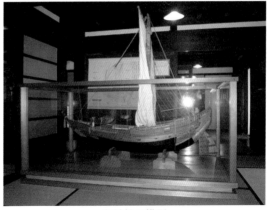

弁財船の模型

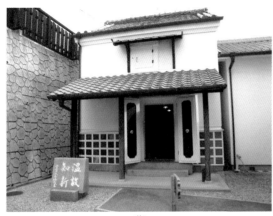

蔵

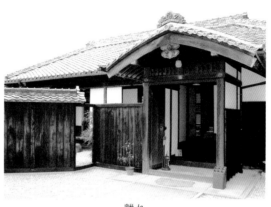

離れ

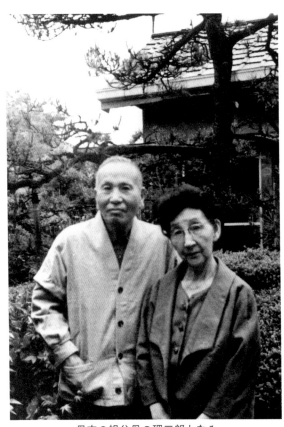

母方の祖父母の理三郎となみ

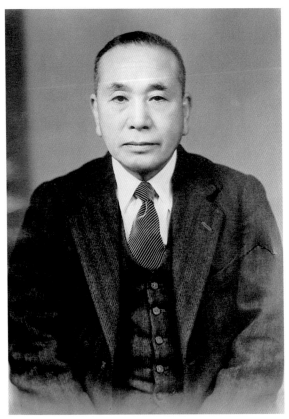

母方の祖父—理三郎

内閣総理大臣竹下登が発案した地域振興のために自治体に1億円を交付した「ふるさと創生事業」の一環として、愛知県は「21世紀に向けて交流新時代にふさわしい市町村の個性的魅力にあふれたまちづくりを推進する為に各市町村が住民参加を得て策定した公共施設整備事業に対してビジョンを持った計画を立てた市町村に補助金を出すプロジェクト」を打ち出しました。

　そのプロジェクトに常滑市は同研究所の勧めによって1997（平成9）年11月に「朽ちた屋敷の整備事業」として「海の道　焼き物の道　生活・文化交流館」という名称で応募しました。そして合格した為に多方面の関係者が参加する「朽ちた屋敷の整備事業に対してどのように対応すれば良いか」ということを議論する準備委員会が発足しました。尚、私も常滑在住の唯一の瀧田家の立場で準備委員会の会員に推挙されております。そして、その会の議論の内容を参考にして、1998（平成10）年度と1999（平成11）年度の2年間掛けて朽ちた屋敷を復原させました。そして常滑市教育委員会は2000（平成12）年4月に常滑市有形文化財「廻船問屋瀧田家」とし

て指定しました。尚、復原は現在ある建物に手を加えて原型に戻すことであり、復元は現在存在しない建物を原型に戻すことです。

常滑市は「廻船問屋瀧田家」の管理・運営の指定管理者を2009（平成21）年4月より常滑市観光協会、その後2019（平成31）年4月より株式会社新東通信に委託して「常滑やきもの散歩道」の一角の観光施設として一般公開しております。

尚、瀧田商店は1944（昭和19）年に株式会社化して瀧田繊維工業株会社（以後瀧田繊維工業）となり、英二が代表に就きました。

瀧田繊維工業は太平洋戦争中軍需工場として兵士の寝巻や 褌 等を生産しておりました。尚、軍需工場とは言え繊維工場なので爆

弾を落とされる危険は無いということで、近隣の女学生が進んで学徒動員の立場で女工として働いてくれておりました。

戦後も織布業を続けました。その時の女工は約3百名おりました。出身地は主に鹿児島県や宮崎県でした。

話が飛びますが、松坂屋（現大丸松坂屋）の元社長の十六代伊藤次郎左衛門氏は、福三と愛知県立旭丘高校の前身の愛知第一中学校時代に同校の先生宅に書生の形で一緒に下宿していた関係で親しく、その経緯で松坂屋の重役であった一部の方々に瀧田繊維工業の株主及び重役になって瀧田繊維工業の経営に参加して頂きました。具体的には、十六代伊藤次郎左衛門氏（松坂屋社長、名古屋商工会議所会頭）、佐々部晩穂氏（松坂屋会長、東海銀行会長、中部日本放送会長、名古屋商工会

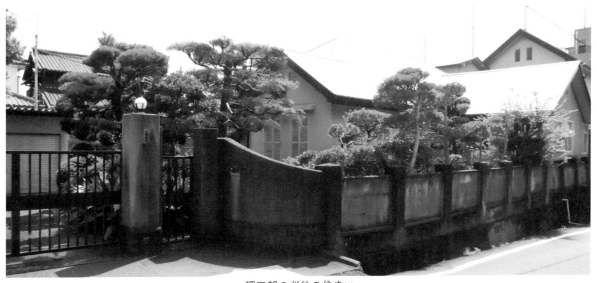

理三郎の刈谷の住まい

議所会頭)、鬼頭幸七氏(初代松坂屋本店長)などです。

　戦後、繊維の需要が高まり「織機をガチャンと織ると万円と儲かる」という「ガチャ万景気」と言われた景気が良い時期もありました。その間、英二は経営を益四郎と五郎、そして大番頭の福島銀次氏に概ね委ねて、自分は京都の禅寺を訪ねて住職と語り合ったり、常滑の色々な縁(ゆかり)の地を訪ねて郷土の歴史を調べておりました。そのような背景下で『常滑史話索陰』の名の本を遺しており、貞一の『常滑陶器誌』と同様に常滑では今でも参考にされております。

　関西大学政策創造学部教授から2020(令和2)年より慶応義塾大学経済学部教授に異動された橋口勝利氏は、京都大学(以後京大)大学院経済学研究科博士課程の時に瀧田商店の取引状況に関して調査して、その内容を関西大学政策創造学部准教授の時にまとめて『近代日本の地域工業化と下請制』(京大学術出版会)を出版しており、瀧田商店の商売の状況が詳細に記載されております。尚、その本の裏表紙の折り返しには瀧田商店の反物の商品名である「常磐晒」の商標が載せられております。

　戦後間もない頃は円が安いレートで固定されていたので日本の国際競争力は高く、

1970年代初頭にニクソン米国大統領は日本に繊維産業の縮小を求めて来ました。従って日本の繊維業界の先行きは暗くなり、瀧田繊維工業も今後の経営について検討しなければならなくなりました。これを機に英二は社長を降り、五郎は名古屋在住の為に、瀧田医院を開業している福三が常滑在住の為に社長に就いて瀧田繊維工業の経営の今後を検討する役目を担(にな)うことになり、二足の草鞋(わらじ)を履(は)くことになりました。尚、その時、名古屋在住の益四郎は既に亡くなっております。

　社長に就いた父は「今後の繊維業界の先は暗い」ということで、当時、織布業で未だ相当な利益を得ていたのにも係わらず、1971(昭和46)年、業界の中では逸早(いち)く織機を国に買い上げてもらい、織布業を中止して収入を減らして近々瀧田繊維工業を解散する方針にしました。従って松坂屋関係の重役には辞めて頂きました。しかし、当時、織機を国に買い上げてもらうと国から織機の売却援助費が入る制度があった為に財産が一時的に増えたので、資産を少しでも減らす為に1割の配当を続行しておりました。又、在庫の小幅の反物を減らす為に今迄取引があった小売店に卸しておりました。そして未だ在籍してるスタッフの報酬を支払う為に定款に不動産賃貸業を加えて、織布工場を倉庫として、店を父の趣味である囲碁を通じて日本棋院部総本部の常滑支部の碁会所として中部総本部に賃す

母方の祖父　大島理三郎の活躍

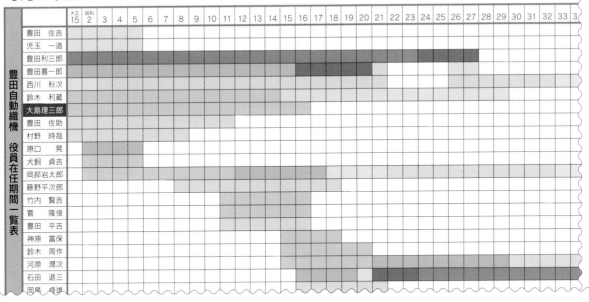

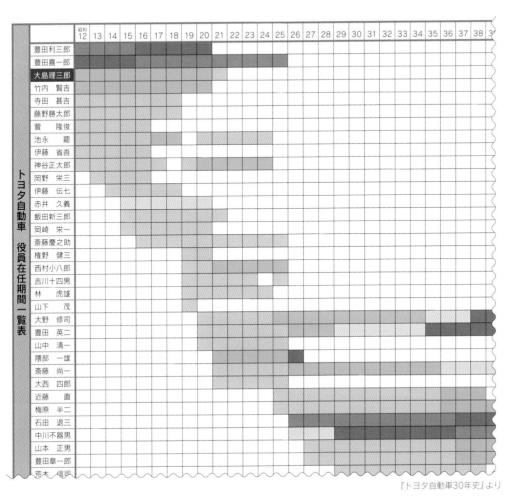

凡例

■	会長
■	社長
■	副社長
▨	専務
▨	常務
▨	取締役
▨	監査役
▨	相談役

『トヨタ自動車30年史』より

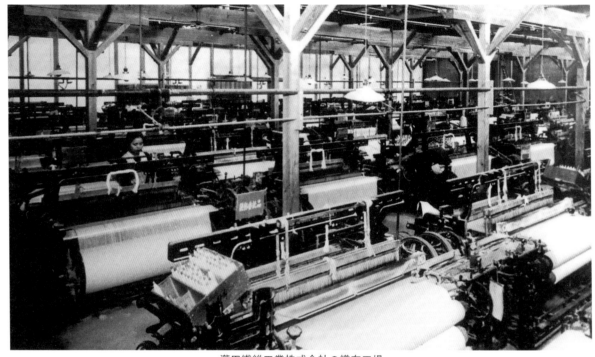

瀧田繊維工業株式会社の織布工場

ことにしました。

　その後、暫くして織布工場は壊して底地を常滑市に売却しましたので売却した収入が一時的に増えましたが、全体としては主要な収入源の織布業を中止した為に財産は減り、株主への１割の配当の支払いを2004（平成16）年に中止し、その後役員報酬も返上しました。

　父は碁会所として中部総本部に賃貸した店で囲碁に興じておりましたが、父は後述の如き経緯で亡くなりましたので、従弟の中で常滑在住の（医）瀧田医院を開業している私が就くことになって父と同様に二足の草鞋を履くことになりました。

　尚、瀧田繊維工業を解散するには不動産を

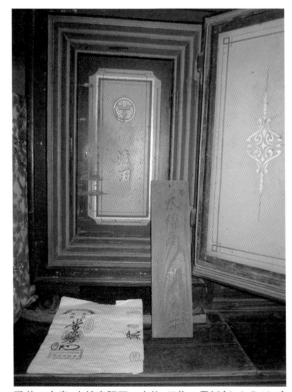

戦前の金庫、木綿商認可の木札、反物の畳紙（たとうがみ）

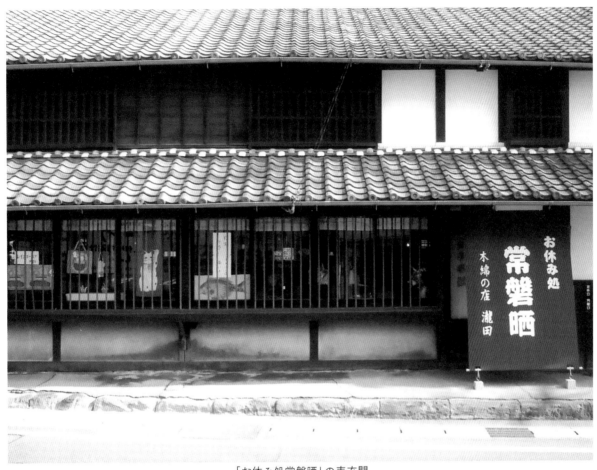

「お休み処常盤晒」の表玄関

処分して現金化し、各株主に配分することに
なりますが、不動産の処分は後述するように
店は風情のある町屋造りなので有形文化財と
しての価値があり、処分するには惜しい状態
ですし、未だ蓄えも少々ありましたので、私
は会社の解散を先延ばしして不動産賃貸業を
持続して店はそのまま中部総本部の常滑支部
に賃貸することにしました。

　しかし、常滑支部は会員数が増えて店の周

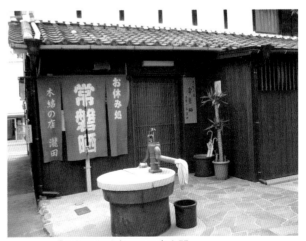

「お休み処常盤晒」の裏玄関

囲の駐車場が手狭になった為に別の場所に移ることになりました。そこで「店を今後どのよう活用していくか？」を考えねばならなくなりました。

　店は最短でも124年前の1899（明治32）年に建てられており、天井には1枚の檜（ひのき）の柾目板（まさめいた）が張られており、大国柱も立派で座敷もあり、木の温もりがある風情のある町屋造りなのでこれを活かして店の一部を改装して、在庫の小幅の木綿の晒の反物や木綿の衣類を一般のお客に販売することにしました。お客の対象は瀧田医院（本院）の患者さんや常滑やきもの散歩道の観光客や2005（平成17）年2月に開港する中部国際空港（セントレア）の利用者です。

　尚、小幅の木綿の晒の反物や木綿の衣類を販売するだけでは商売は成り立ちません。従って色々な品々を販売しなければなりませんが、それらを仕入れる問屋を探さねばならぬという問題が生じました。幸い後述の如く東京都中央区日本橋馬喰町（ばくろちょう）にある会員制総合卸業の株式会社エトワール海渡（かいと）からの仕入れが出来ることになったので、定款に手を加えて麻、絹、羊毛や化学繊維の衣類、更に色々の図案の和手ぬぐい、風呂敷、今治タオル、帽子、ハンドバック等を販売したり、小さな飲食店を設けて信州のおやき、木曽の甘酒等を提供しております。店の名前は廻船業を営んでいた時の「常磐講」から採った小幅の反物の商品名の「常磐晒」にちなんで「お休み処常盤晒木綿の店瀧田」としました。通称「常磐晒」です。

　幾人かの瀧田医院（本院）の患者さんの内の中年の女性に店守りをしてもらい、商品の仕入れは恭代が開業医生活の気分転換になるということで主に行っております。尚、織布業を廃業しているので、2002（平成14）年、会社名の瀧田繊維工業を瀧田繊維に変更しました。

　その後営業はまあまあ順調でしたが、現在、新型コロナ感染症の流行の為に空港の利用者の外国人、特に中国人が来なくなり、「常滑やきもの散歩道」の観光客も減って観光客も来なくなって営業成績は悪化したので、現在、営業活動を縮小しております。尚、心機一転を期して医療法人の理事長の交代よりいち早く、昨年度より社長に好一郎が就いております。

　父は英二より1歳年下の1903（明治38）年12月の生まれです。

　医者になりたいということで1924（大正13）年に名古屋大学（以後名大）医学部の前身の愛知県立愛知医科大学予科に入学しました。1930（昭和5）年に専門課程を卒業してから法医学講座に入って講師を務めておりましたが、当時の同講座の教授と反（そ）りが合わず、1936（昭和11）年に法医学講座を辞して愛

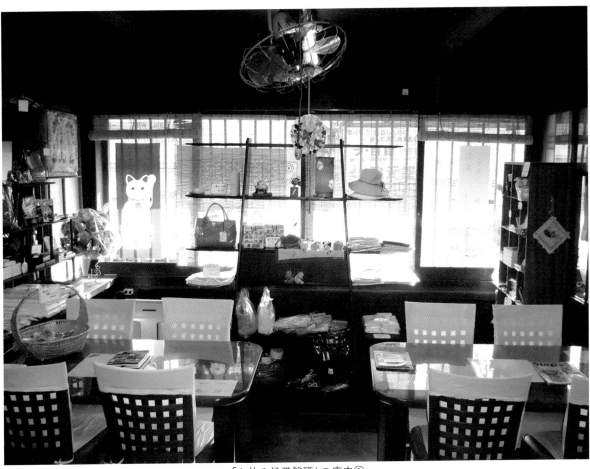

「お休み処常盤晒」の店内①

知県立愛知医科大学より名古屋帝国大学医学部となった際の第一内科学講座（以後一内）に入りました。尚、一内は東京帝国大学医学部から招聘された勝沼精蔵先生が初代の教授でした。

父は一内に入ってから暫くして現在の独立行政法人国立病院機構名古屋医療センターの前身の国立名古屋病院（以後名病）の前身の名古屋陸軍病院で、父より1学年後輩の当時

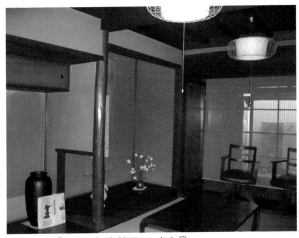

「お休み処常盤晒」の店内②

一内の講師の日比野進先生と二人で大日本帝国陸軍歩兵第6連隊の軍医を1941（昭和16）年9月から終戦迄の4年間務めておりました。

日比野先生は後に勝沼精蔵教授の後の一内の二代目教授、名大名誉教授、そして名病院長、名病名誉院長を務めておられます。

日比野先生ご夫妻には、私と恭代の1974（昭和49）年5月の結婚式の際の仲人になって頂いております。

父福三と母照子の1939（昭和14）年12月の結婚式の時の仲人は福三の両親の貞一とたねは既に亡くなっていたので、照子の父親の大島理三郎の関係者のトヨタ自動車副社長の大野修二氏ご夫妻にして頂いております。息子好一郎と嫁案規子（あきこ）の2007（平成19）年11月の結婚式の時には好一郎と案規子の希望もあって仲人を立てることはいたしませんでした。

尚、日比野先生には父の告別式の際にも友人代表として弔辞（たまわ）を賜っております。

父は戦後開業する為に瀧田繊維工業が綿布を晒していた空き地と綿布を保管していた蔵を瀧田繊維工業から購入し、空き地に診療所を建てました。

常滑市は、常滑市民病院を立ちあげる為に父が常滑市民病院の建設に反対の常滑市医師会と当該病院の医師の派遣をお願いしたい名大医学部医局の両方にパイプを持っているということで、父は当時開業医としては珍しい公立病院である常滑市民病院の初代の病院長を要請されて引き受けることになり、同病院が1958（昭和33）年5月に開院する前の準備期間の1年間と、同病院が開院して軌道に乗る迄の2年間の約束で瀧田医院を休診して同病院の初代の院長を勤めました。

尚、同病院の開院と同年の9月に伊勢湾台風が同病院も襲い、同病院は甚大な被害を被った為に父は同病院の復旧の為に不眠不休で約1週間我が家に帰ることはありませんでした。

その後、父は1961（昭和35）年10月末に院長を辞して瀧田医院の診療を再開しました。暫くして恭代も常滑市民病院小児科を辞して父と一緒に瀧田医院の診療をしておりました。

父は若い頃ヘビースモーカーであったことと軽度の肺結核を患（わずら）っていたこと、そして副流煙が立ち込めている碁会所で囲碁に興じていたことによる慢性閉塞性肺疾患―COPD（Chronic Obstructive Pulmonary Disease）に罹（かか）っていて、晩年には高度な呼吸困難がありました。

当時、在宅酸素療法は無かったので、高度な呼吸困難を持続的な酸素吸入をして少しでも和（やわ）らげる為に、父が勤めていた名古屋陸軍病院、そして私も勤めていた名古屋陸軍病院後身の名病への入院を父に強く勧めましたが、父は我慢強くて「もう入院するに及ばず」

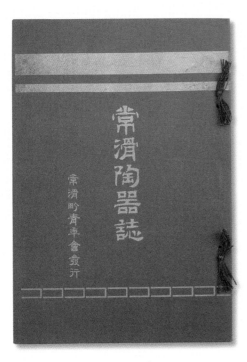

『常滑陶器誌』

明治四十五年一月四日印刷

明治四十五年一月七日發行

　　　　愛知縣知多郡常滑町

發行所　**常滑町青年會**

　　　　愛知縣知多郡常滑町九百九拾九番戸

著作者　瀧　田　貞　一

　　　　愛知縣名古屋市中區南大津町

印刷者　海　部　幸　之　進

　　　　愛知縣名古屋市中區南大津町

印刷所　中村寫眞舘製版印刷部

『常滑陶器誌』奥付

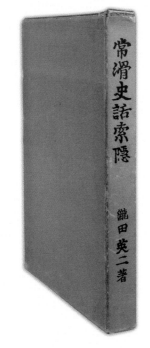

『常滑史話索隠』

常滑史話索隠　〔六百部限定版〕

昭和四十年八月　五　日　印刷

昭和四十年八月一〇日　發行

著　者　瀧　田　英　二

印刷者　日月印刷株式會社

『常滑史話索隠』奥付

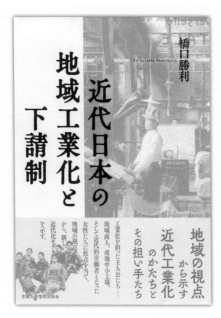

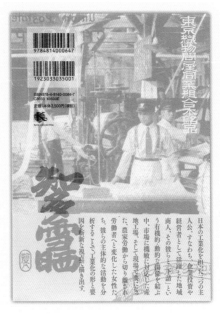

『近代日本の地域工業化と下請制』表紙　　　　　　　　　　　　　『近代日本の地域工業化と下請制』裏表紙

と入院を拒んでおりました。しかし私は父の激しい呼吸困難の状況を見かねて、当時の日比野名誉院長と大北威院長に入院しても直ぐ亡くなることは父も私たち家族も納得していることを承知して頂いた上で、同病院への入院を説得して頂き、父もやっと納得して入院することになりました。尚、大北院長は父が常滑市民病院の初代の院長の時に日比野先生率いる一内の医局長で、父をよく存じ上げておられました。主治医は私が勤めていた時の名病時代からの小倉幸夫呼吸器内科部長でした。入院中は瀧田医院の診察と好一郎の育児のことは全て恭代に任せて、主治医のご了解下で父に付き添って病室で寝泊りしておりました。入院後、相当呼吸困難は減少しまし

たが、入院して1週間後の1987（昭和62）年4月18日の深夜に静かに息を引き取りました。その時、病院に来ていた母は臨終に立ち会うことが出来ました。又、明朝には日比野先生と大北先生にも父の死に顔を見て頂くことが出来ました。死因は肺性心（COPD等の肺疾患が基で肺の動脈の血圧が上昇し、心臓のポンプ機能が低下した状態の心不全）でした。私が45歳の時でした。

　母は1995（平成7）年3月、息子の藤田保健衛生大学（現藤田医科大学）医学部の入学祝いで息子と妻とハワイに約1週間旅行して帰って来た翌日に旅行の後片付けをしていて洗面台で手を洗っていた時にその場で倒れま

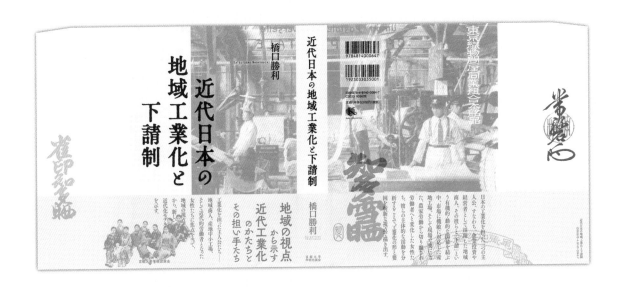

『近代日本の地域工業化と下請制』裏表紙折り返しに「常磐晒」の商標

した。日曜日でしたので私も恭代も好一郎も家に居て、皆、倒れた物音にびっくりして洗面台に行き、倒れていた母を寝室のベッドに運びました。意識はありませんでした。右片麻痺があり脳卒中と診断しました。このような場合、本来なら救急車を呼んで基幹病院に搬送し、脳の画像検査を施行して脳卒中の内の脳出血か脳梗塞かを診断すべきでしょうが、当時、診断が付いても両者の治療の違いは無くて安静を保つだけでしたので、母がベッドで寝ている時は恭代や看護スタッフが筋肉や関節が固くなることを防ぐ為の体幹・四肢の各関節の良肢位を取ったり、四肢を動かしたり、四肢等のマッサージーをしておりました。発症３日後に意識が回復しましたの

で知り合いの療法士に自宅に来てもらって最初はベッドサイドでのリハビリテーション（以後リハビリ）、暫くして家の中でのリハビリを行なっておりました。

　３カ月程経った時、名古屋で開催された医学会総会の会場で私が名病で勤務していた時の脳卒中がご専門の神経内科部長の伊藤栄一先生にお会いする機会があり、先生に母の病状をお話ししたところ、先生は当時先生が名誉院長の国立東名古屋病院（現独立行政法人国立病院機構東名古屋病院）に入院してリハビリを行うことを勧めて下さり、同病院に入院して奥田聰神経内科部長（名古屋医療センター神経内科部長等を経て現同病院長）の主治医の下にリハビリをすることになりまし

た。ちなみに同病院での脳の画像検査の結果は脳出血でした。

　入院後、血圧が高いということでリハビリがしばしば中止となった為に母は個室でしたので手持ち無沙汰（さ）で寂しさが募（つの）った為に入院してリハビリを行うことに嫌気（いやき）が差して主治医のご了解の下退院することになり、常滑市民病院のリハビリ科の外来でリハビリを行っておりました。

　或る時、岐阜県下呂温泉病院に入院してリハビリを行うことを勧めて下さった方がおられ、母も希望した為に同病院に入院することになりました。国立東名古屋病院の入院の時の病室は個室で寂しかったので下呂温泉病院の入院の時はあえて大部屋を選択し、同室の

患者さんたちと四方山話（よもやまばなし）をして気分がやすらぎ血圧は安定して、リハビリを持続的に行うことが出来ました。

　主治医より土・日曜日には外泊の許可をもらって私と恭代は母に付き添い、運転は母や私の知人のご主人で、"或る"会社の社長用車の運転手をしていた方にお願いして金曜日の夜に同病院を出発して自宅に帰り、日曜日の夜に自宅を出発して同病院に戻っておりました。同病院に居る時の日常生活の面倒は専属の家政婦に看てもらっておりました。時には主治医のご了解下で専属の家政婦と一緒に当該の病院の近くの割烹（かっぽう）旅館に行って英気を養っておりました。数カ月のリハビリを受けて退院し、自分も脳卒中で身障者となった方

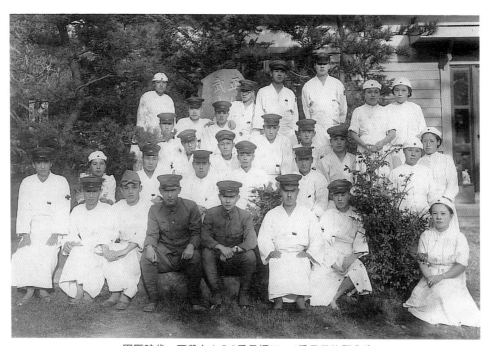

軍医時代　下段左から3番目福三、4番目日比野先生

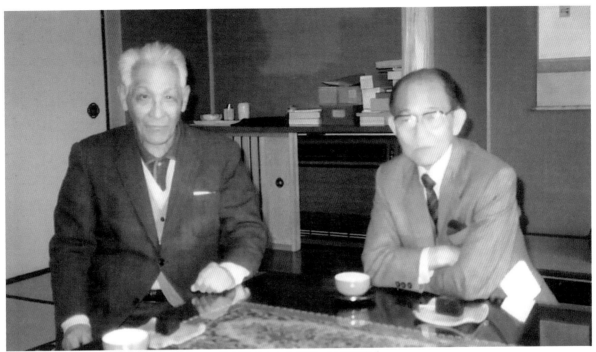

我が家で左から福三、日比野先生

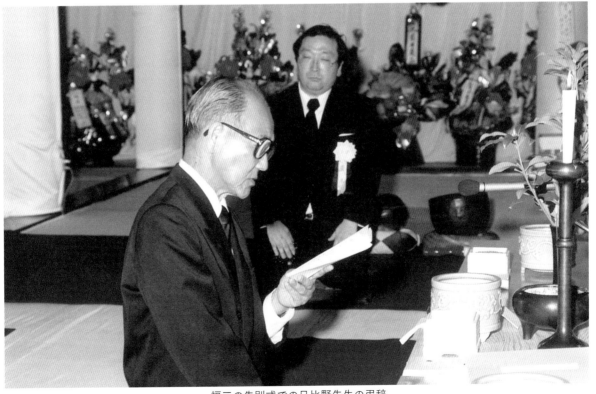

福三の告別式での日比野先生の弔辞

が企画・運営をしていた近親者付き添いでの
身障者の旅行の会に参加して北海道や日光に
行ったりすることや家族と一緒に韓国に行っ
たりすることが出来るまでになりました。

　しかし2004（平成16）年4月21日、いつ
ものように瀧田医院分院の診療が終わって瀧
田医院（本院）に帰って来た恭代と一緒に昼
食を取る為に食堂の椅子に腰掛けようとした
時に意識を失って倒れました。その時、私は
瀧田医院（本院）の診察室で書類の整理をし
ておりましたので、直ぐに食堂に駆け付けて
恭代とスタッフで母を寝室のベッドに移動さ

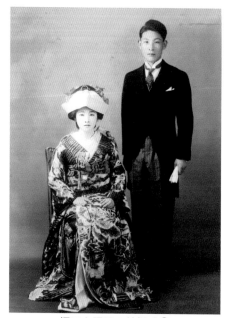

福三と照子の結婚式②

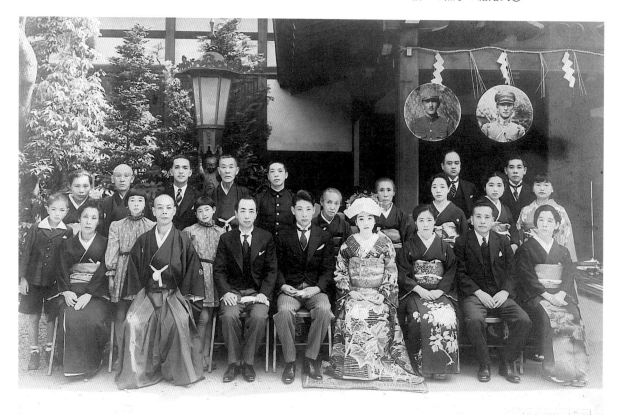

福三と照子の結婚式①
下段右から大島なみ、大島理三郎、大野修二氏ご令室、照子、福三、大野修二氏

せて蘇生術を試みましたが亡くなりました。

　尚、当時は自動体外式除細動器―AED（Automated External Defibrillator）はありませんでした。死亡診断書は私が書きました。死因は心室が非常に速く振動して有効な心室の収縮が見られない重篤な不整脈である心室細動でした。その原因は冠動脈循環不全でした。86歳でした。私が62歳の時でした。

　私は医者として両親のいずれの臨終にも立ち会うことが出来ました。医者冥利に尽きます。

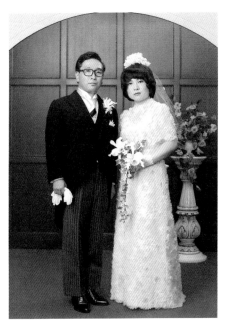

資也と恭代の結婚式②

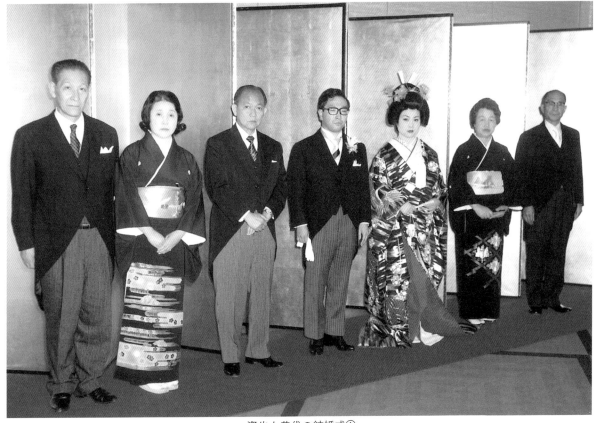

資也と恭代の結婚式①
左から福三、照子、日比野先生、資也、恭代、日比野先生ご令室、恭代の父牛田弘

英二は東京に引っ越した後に常滑に来た時は我が家で寝泊まりをしていたので度々会って話し合っておりましたが、いしは私が幼少時代であったこと、そして文彦は早世したので殆ど話し合っておりません。しかし、父方のいとこの中でもあゆちとは、常滑に来る時に我が家に立ち寄る機会が多いこと等で私と一番親しくしておりました。しかし、あゆちは貞一が建立した墓に関しては一切話題にしませんでした。

父が亡くなり、父は瀧田家の分家の身なので新たに墓を建立することになりました。恭代は腰椎すべり症と腰椎椎間板ヘルニアによ

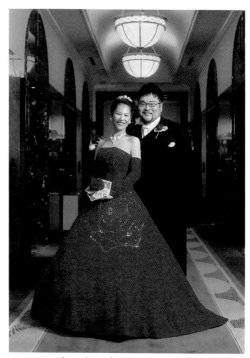

好一郎と案規子の結婚式②

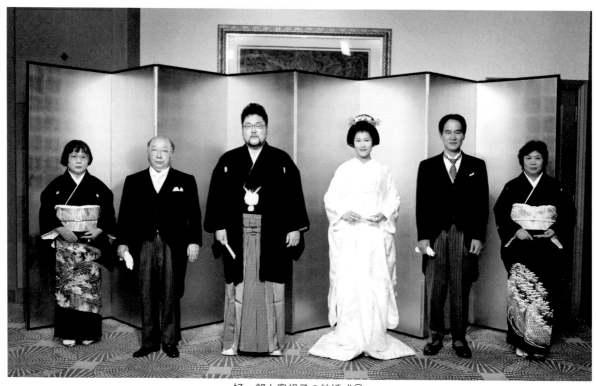

好一郎と案規子の結婚式①
左から恭代、資也、好一郎、案規子、案規子の父山本泰敏、案規子の母啓子

る腰痛に悩まされているのにも関わらず、父が亡くなった時に私が建てた瀧田家分家の墓の手入れを朝・夕の外来診察と家事の合い間に少なくとも週１回行っておりました。その際「自分たちが今日あるのは先祖のお陰」ということで、私が建立した墓の傍らにある貞一が建立した瀧田家本家の墓の手入れも、あくまで自主的に行っておりました。

　瀧田家の墓地は常滑市北条区の共同墓地内にあり、私が新たに墓を建立する際、その時の瀧田家の墓地としての区画は幸治郎が亡くなった際に貞一が建立した墓がある区画と、その区画の右に３区画ありました。それらの内の３区画の墓には各々幸治郎より前の祖先のお骨がそれぞれに埋葬されておりましたが、貞一は幸治郎が亡くなった際に建立した墓に３基の墓に埋葬されていたお骨をまとめて埋葬した為に３基の墓には既にお骨は埋葬されていなかったので、私はそれら３基の墓を精抜きして撤去して更地にして、即ち墓仕舞いをして更地の半分を１＋1/2ずつの２区画にしました。そして貞一が建立した墓の隣の２区画の一つ離れた区画に福三の墓を建立し、すぐ隣の区画はあゆちが英二一家の墓を建立する為に残しておきました。しかし、あゆちは英二一家の墓を東京の寺の境内の墓地に建立しましたので、そこに名古屋在住の益四郎の長男興一郎が益四郎の墓を建立しました。

　英二は晩年東京都武蔵野市の有料老人ホームで過ごしておりましたが、1998（平成10）年に94歳で亡くなりました。

　文彦は英二より２年前の1996（平成８）年に66歳で亡くなっているので、あゆちが瀧田家本家九代目の当主となりました。しかし、あゆちも英二の死の７年後の2005（平成17）年１月に72歳で亡くなりました。従って１カ月に控えた楽しみにしていた中部国際空港（セントレア）の開港した姿を見ることは残念ながら適いませんでした。

　あゆちは前述の如く結婚をしなかったので子どもはいなく、養子も取りませんでしたので瀧田家本家はあゆちの代で絶えました。あゆちは生前「動産全ては東京都在住の女性の親友に、常滑市の不動産は常滑市に遺贈する」という遺言書を、やはり女性の東大法学部同期生の親友の立ち合いの下で作成しておりました。

　あゆちの遺言が実行されるに際して、常滑市は遺贈された不動産に相当数の未処理の賃貸住宅があったので「今迄このような不動産を遺贈された例が無い」ということで対処策について常滑市在住の唯一の瀧田家の私に相談があり、話し合った結果、「それらの物件全てを常滑市の市営住宅にする」ということで話がまとまりました。

相続財産には動産や不動産以外に祖先を祭る祭祀財産がありますが、原則として相続税の対象とはなりません。又、運用も法律によって細かく律せられてはおりません。墓に関しても法律によって細かく律せられてはおらず、墓地は旦那寺の境内の場合や共同墓地の場合もあり、家を構成する各人のお骨が各家単位の墓の一つの骨壺に一緒に埋葬されていようと、別々の骨壺に埋葬されていようと、本家の墓が同じ墓地に複数存在していようと、別々の墓地に存在していようと構いません。又、ロッカータイプの墓であろうと、樹木下の墓であろうと、究極には墓が無かろうと構いません。只、墓がある場合には法事での祖先を祭る祭祀を行なう墓の祭祀承継者が1名必要であることが定められております。1名と規定されているのは、墓の祭祀承継者が複数いると法事を行う際に行事を仕切る時に混乱するからです。このように墓の祭祀承継者は墓の敷地の管理者に墓の敷地代を支払うだけではなく、法事を行う際に行事を仕切らなければならないということです。尚、法事の行い方は地方や家によってまちまちです。瀧田家の場合、英二と弟たちで一族郎党

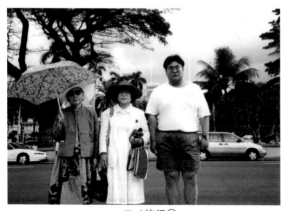

ハワイ旅行①

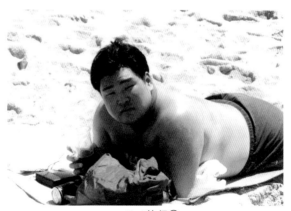

ハワイ旅行②

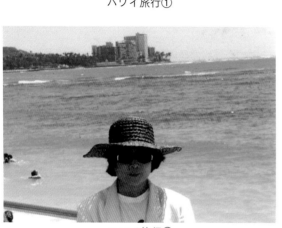

ハワイ旅行③

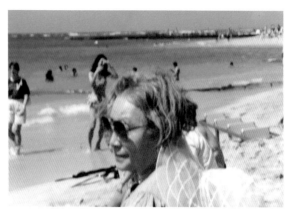

ハワイ旅行④

が会して法事を行うことは無くすことを決め
ておりました。墓の祭祀承継者になる者に制
限はありません。墓の祭祀承継者の変更は何
時でも可能です。

　墓の管理に当たって「永代供養」という制
度があります。「永代供養」とは跡継ぎがい
ない人の為に寺が当該者の墓の供養を永代に
行うことです。具体的には当該者が寺に契約
金を支払って「永代供養」の契約をします。
寺によっては特に契約書を交わさずに契約金
の支払いのみで済ませる場合もあります。契
約金の額や契約の期間は寺によって様々で
す。「永代供養」の契約をしている墓のお骨
は「永代供養」の契約の期間が過ぎると時に
は当該の寺の墓地の他の場所にある「永代供
養」の為の合祀墓に移される場合があります。
そして当該の墓を墓仕舞いします。尚、墓の
祭祀承継者が変更されても「永代供養」は「祭
祀承継」とは別ですから当該の墓を他の場所
に移動させる必要はありません。

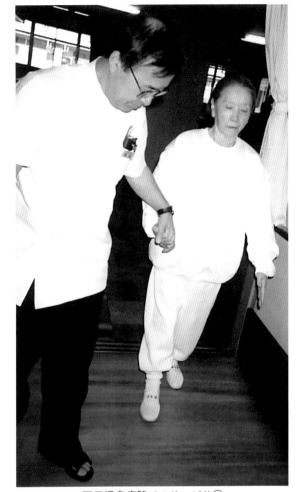

下呂温泉病院でのリハビリ①

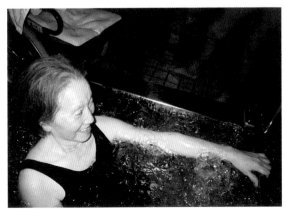

下呂温泉病院でのリハビリ②

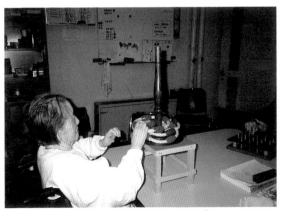

下呂温泉病院でのリハビリ③

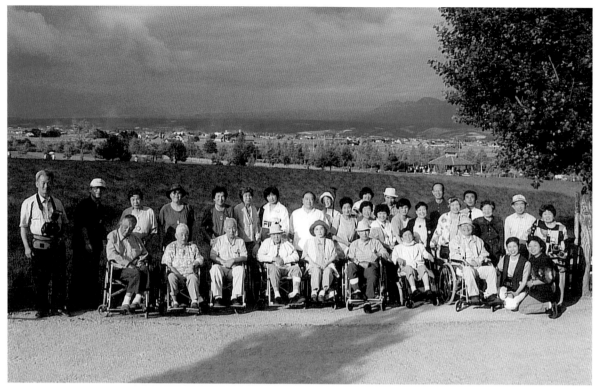

身障者旅行の会の北海道旅行①

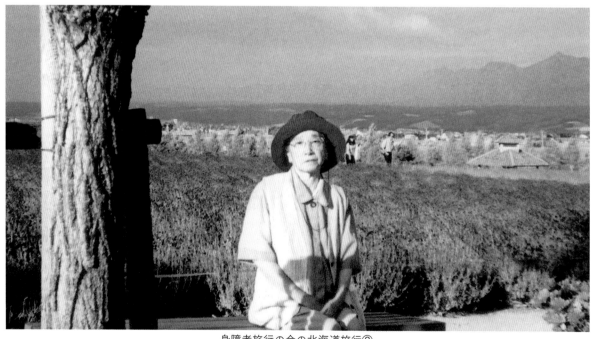

身障者旅行の会の北海道旅行②

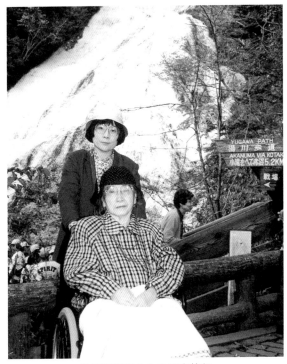

身障者旅行の会の日光旅行

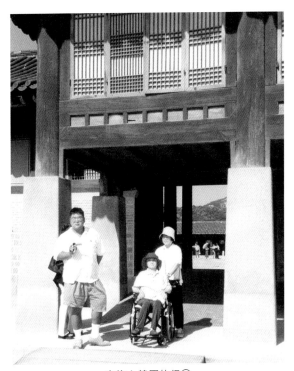

家族と韓国旅行①

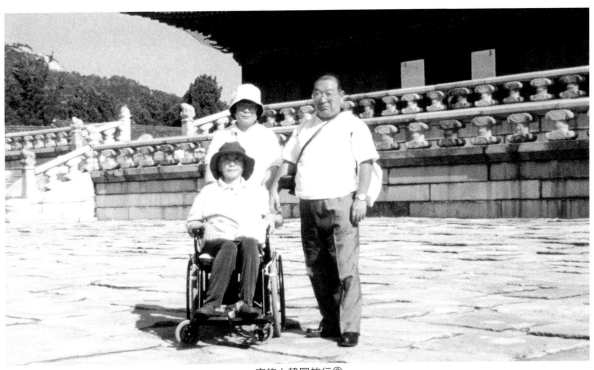

家族と韓国旅行②

あゆちが亡くなって相当期間経って当該の親友から私に「"或る"事情で、あゆちが東京に建立した墓に埋葬されている英二一家のお骨を貞一が常滑に建立した墓に埋葬することを了解して欲しい」との申し出がありました。しかし、その事情は突如生じた内容では無くてあゆちが東京と常滑の両方の墓の祭祀承継者を当該の親友に依頼し、当該の親友がそれらを引き受けた最初の時から分かっていたことでしたので「何故、今になってあゆちが拒否していた貞一が常滑に建立した墓に移すことに私が了解を求められなければならないのか？」と思いましたが、当該の親友の当時の事情もおありでしたでしょうし、前述の如く恭代は既に瀧田家本家の手入れをあくまで自主的に行っているので手間は同じということで、当該の親友の申し出を引き受けることにしました。

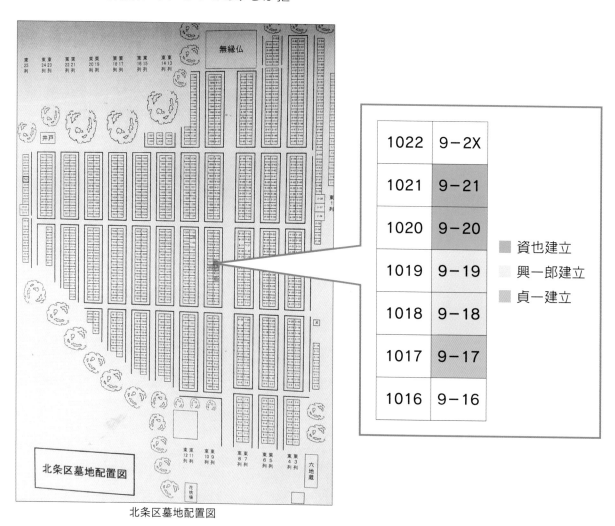

北条区墓地配置図

貞一建立の墓

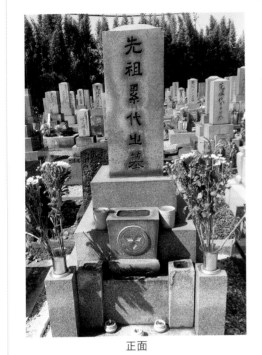

正面

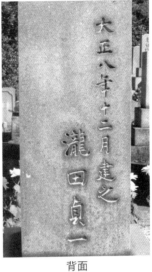

背面

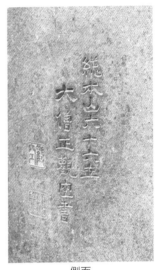

側面

西山浄土宗総本山大僧正六十六世觀空僧名　揮毫

資也建立の墓

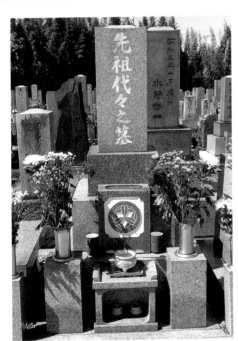

正面

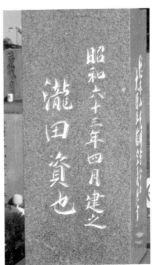

背面

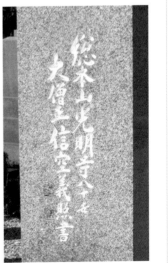

側面

西山浄土宗総本山大僧正八十世信空僧名　揮毫

常滑小学校へ入学

私は1942（昭和17）年8月の生まれで一人っ子です。

尚、我が家は、妻恭代を除いて息子好一郎、嫁案規子そして2011（平成23）年6月生れの11歳で小学校6年生の孫紗矢香も一人っ子です。

米国の心理学者グランヴィル・スタンレー・ホールは「一人っ子の性格に欠陥があるのは宿命である」と指摘しております。特に親子皆一人っ子であることは、子どもは比較的裕福な家庭で育っているので自分の希望は何時も適えられ、「いとこ」もいないので人見知りになり易く、新たな環境に馴染みにくい傾向がありましょう。

常滑町立で途中に常滑市立になった常滑小学校（現常滑市立常滑西小学校）時代は第1次ベビーブーム時代で、1学年に1クラス約50名のクラスが6クラスあって教室は立錐の余地も無い状況でした。

当時の常滑小学校の通知書の評価は成績の上位の評価5と成績の下位の評価1の群は各々全体の約1割、評価2と評価4の群は各々残りの生徒の約2割、評価3の群は更に残りの生徒という5段階方式の相対評価でした。結果、田舎の小学校での通知書では比較的良い評価を得ておりました。

父が愛知第一中学校の教師宅に下宿していた時の体験が自分の後の人生に役に立ったということで私にも中学校に入る時には名古屋の中学校に入れて名古屋の父の知人宅で世話になるという方針を採りました。そして当時、愛知県では学力レベルの高かった男女共学の愛知学芸大学附属名古屋中学校（以後附中）を受験して合格して入学し、他人のお宅で下宿生活をすることになりました。担任の久本力先生も同意されました。

愛知学芸大学附属名古屋中から麹町中へ
そして日比谷高校へ入学

私は幼い頃から父の町医者としての毎日多忙な後ろ姿を見ていたので中学校時代には「医者にはなりたくない」と思っておりました。

尚、当時は高度経済成長時代であったので大学の理系の学部では理・工学部に人気があり、私も工学部の建築科に入って日本の建築に関わって行きたいと念うようになりました。そこで附中の三年生の時に「視野を広げる為に上京して東大工学部建築科に入りたい。それには当時東大に一番多く入学者を出している東京都立第一中学校が前身の東京都立日比谷高等学校（以後日比谷高校）に入りたい。それには当時日比谷高校に一番多く入学者を出している東京都千代田区立麹町中学校（以後麹町中学）に転校したい」という短絡的な考えを持ってしまいました。

常滑小学校1、2年生通知書

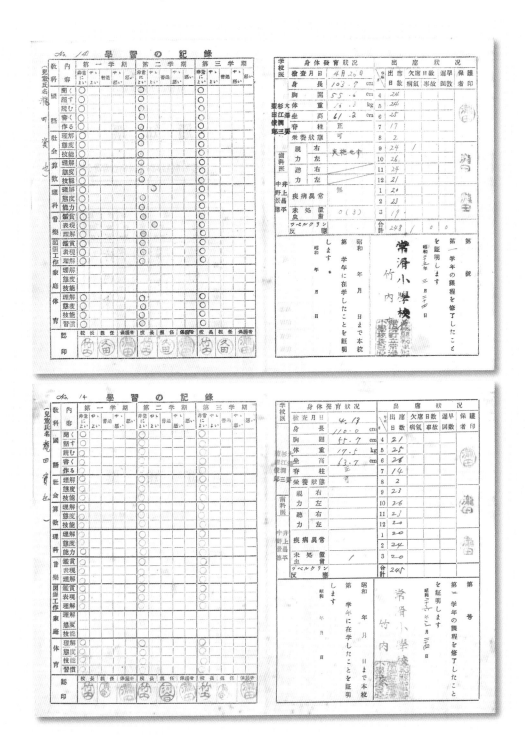

常滑小学校3、4年生通知書

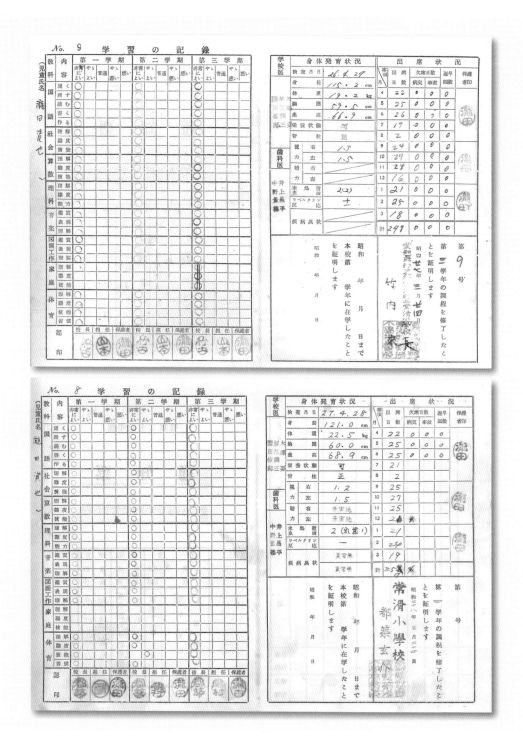

常滑小学校5、6年生通知書

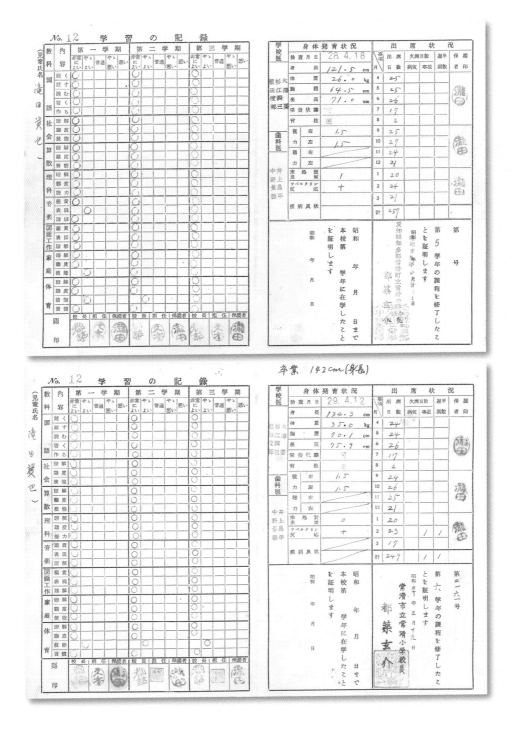

このことを両親に相談したら、母は若い頃に東京都文京区本郷の東大の赤門近くにあった東京高等女学校の専攻科で寄宿生活を送った経験があったことや姉妹３人が東京に嫁いでいたので東京を身近に感じていて、最初から私が上京して東大を目指すことに賛成しておりましたが、父は「私を医者にして瀧田医院を継がせたい」との念いからか、名大医学部に入学することを希望して最初は反対しておりましたが、暫くして自分も繊維業の商売をしている家庭から自分の意志で医師になったこともあり、私の希望を認めてくれました。

　担任の葉山七生（ななお）先生も私の念いを理解して下さり、麹町中学の担任宛てに私の附中での学習成績表を作成して下さいました。従って、私は日比谷高校に入る為だけの目的で附中の３年生の、しかも３学期に麹町中学に転校しました。

　転校した際、中学校１年生から大きな都市でありながら大いなる田舎の名古屋で他人の家で過ごした経験があったとは言え、他人の家で東京の"ごみごみ"としていてスピードのある生活リズムに馴染（なじ）めず、そのことがストレスになって上京してから暫くの間微熱が続いたり、痒（かゆ）みを伴った発疹が出て痒み止めの薬を飲んで眠気が起きたり、そして鬱（うつ）状態となって体調を崩してしまい、勉学に集中出来ませんでした。

　尚、当時、麹町中学は学区制で越境者が多

い状況でした。常滑市は今でこそ中部国際空港（セントレア）があるので一般に知られていますが、当時、東京では焼き物に関心がある人たち以外には余り知られておらず、私は愛知県の名の知らぬ田舎の町からの越境者ということで教師と生徒たちから注目されており、そのことも私にとってストレスとなりました。

　麹町中学の担任の藤村甲郎（きみろう）先生は私のそのような状況を察知なさって、学力優秀で人格者で、後に東大工学部応用物理学教授そして東大名誉教授になった早川禮之助氏を相談役として紹介して頂きました。

　高校の入試では私は日比谷高校の入試の前に東京学芸大学附属高校と元日比谷高校長で日比谷高校の名付け親の菊池龍道先生が初代校長の私立の駒場東邦高校を受験して共に合格しました。そしてその後、日比谷高校も合格しましたので初心通り日比谷高校に入学しました。

　当時の都立高校の入学試験の筆記試験の科目は国語、英語、数学、理科、社会科の基本科目と体育科、音楽科、図工科、家庭科を加えて９科目で、各々100点満点、併せて900点満点でした。その時の男子の合格ラインは830点前後ということでした。当時の日比谷高校は一学年８クラス、１クラス男子40名、女子10名で、クラスは成績別や理系と文系希

附中から麹町中学に転校する際の附中の学習成績

【学 習 成 績】

学年	学期	国	習	社	数	理	音	図	体	職	英	総合計	学級順位
Ⅱ	学年末	92	83	83	96	94	86	90	71	83	94	872	1
Ⅲ	1中間	95		80	100	100	99	80	63	61	100	767	1
Ⅲ	1期末	90		87	96	100	90	85	72	75	98	793	1
Ⅲ	2中間	94		92	93	98	100	100	91	60	98	826	1
Ⅲ	2期末	92		92	95	99	99	98	81	87	97	838	1
Ⅲ	3期末												

C組　番　氏名　瀧田資也

【校内実力テスト】

54人中 267人中

回	月	日	国	社	数	理	英	音	図	体	職	総合計	順位 學級	學年
1	3	14	93	90	73	78	93					439	1	1
2	4	17	40	36	40	34	35					185	1	2
3	7	15	91	97	88	90	94					460	1	1
4	10	12	91	78	98	77	90					434	1	2
5	11	23	24	21	24	28	28	13	15	9	12	170	1	1
6														

C組　（　番）氏名　瀧田資也

【校外模疑テスト】

54人中 267人中

日月	名 称	国	社	数	理	英	音	図	体	職	総合計	順位 學級	學年	備考
11 10	統一テスト	43	40	46	32	37	13	15	12	13	251	1	1	
12 1	東K全Ⅱコンクール	44	40	50	46	50	50	50	44		304	1	2	
12 10	奈良文庫	80	97	92	73	100	50	44	47	28	611	1	1	

担任 殿

所属中学校 藤山七生徒

瀧田君は成績抜群の生徒です。
よろしく。

學年人員、二六七名

學級人員、五四名

63

望によっては分かれておらず、2期制でした。

　尚、日比谷高校も学区制で越境者が多い状況で、入学当初は愛知県の名の知らぬ田舎の町からの越境者ということで学校の教師と生徒たちから注目されてストレスとなりました。

　禮之助氏も日比谷高校に入学しましたが同じクラスにはなりませんでした。しかし彼も後述の経緯で一人っ子であった為か気が合って高校3年間、そしてその後も親しく付き合っておりました。

　藤村先生が私の相談役として禮之助氏を紹介して下さったことを知った母は、私を連れて禮之助氏の母上の二美子氏へ挨拶に伺いました。その際、二美子氏は父上の義一氏と母上のきよ氏を紹介されました。義一氏ときよ氏は「戦後間も無く自ら常滑に陶器を仕入れに来られた時に食した魚すきがとても美味であった」という話をなさいました。

　禮之助氏の父上の早川吾郎氏も禮之助氏と同様な優秀な物理学者で、東京帝国大学理学部物理学科を優秀な成績で卒業され、二美子氏と結婚して1942（昭和17）年に名古屋帝

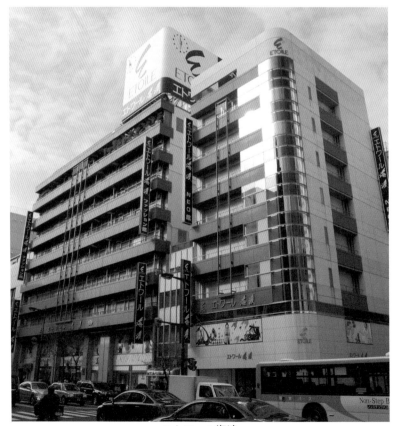

エトワール海渡

国大学に理学部が新設された時に助教授（現准教授）として招聘されました。しかし、1945（昭和20）年3月、たまたま東京に出張して実家に立ち寄った時に東京大空襲に遭遇してご両親と共に爆死されました。従って二美子氏は生まれたばかりの禮之助氏を連れて止むを得ず千代田区東神田の実家に戻り、海渡義一氏率いる東京の日本橋馬喰町にある会員制・現金卸問屋の海渡商店の手伝いをすることになりました。

海渡商店は1902（明治35）年に海渡由楠氏が和歌山から上京して小間物卸問屋を開いたことに始まり、由楠氏の長男義一氏に継承され、現金卸問屋として発展して1948（昭和23）年に株式会社化されて海渡となり、1979（昭和54）年、名称がエトワール海渡と変わりました。エトワールはフランス語で星という意味です。

二美子氏はご多忙にも関わらず、当時未だ美味しい食事処は多くはありませんでしたが、しばしば禮之助氏と一緒に美味しい食事処に連れて行って頂きました。当時、そのことは私にとって唯一の楽しみであり、息抜きでした。

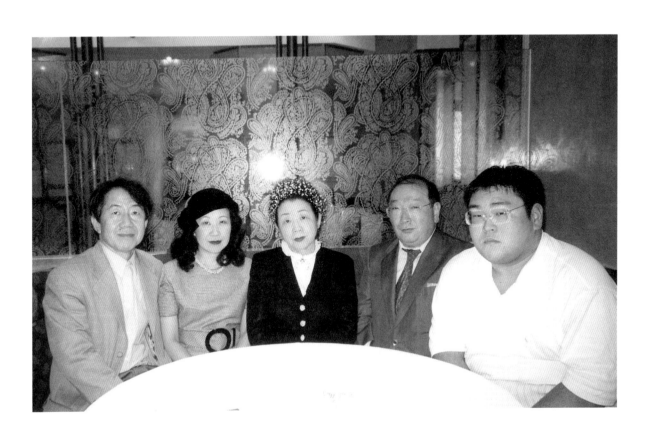

左から禮之助氏、きみ枝氏、二美子氏、資也、好一郎

二美子氏はエトワール海渡の副社長、社長そして会長として活躍されました。

　尚、前述しましたように「お休み処常盤晒木綿の店瀧田」、通称「常磐晒」の仕入れの為にエトワール海渡の会員になることをお願いしたところ、「常磐晒」の店の状況や近くに会員がいないことを確かめられて会員になることを了承されました。

　二美子氏が会長に就かれたことに伴い、現在、社長には禮之助氏の長男の謹之助氏が就いております。謹之助氏はグラフィクデザイナーで、後述するように禮之助氏が小脳出血でリハビリに励んでおられることから（医）瀧田医院公開講演会の講演録「脳卒中そしてリハビリ」の装丁をお願いしたことがあります。

　二美子氏は2008（平成20）年9月にスタッフの石川和子氏と一緒に常滑に来られ、瀧田繊維の店の「常磐晒」に立ち寄られた後、知多半島の南の名物であるいちじく狩りを楽しまれました。その後、篠島、日間賀島、そして天気が良い日には三島由紀夫の『潮騒』の舞台で有名な神島が見える知多半島の先の割烹旅館で一泊されて海の幸を召し上がられました。

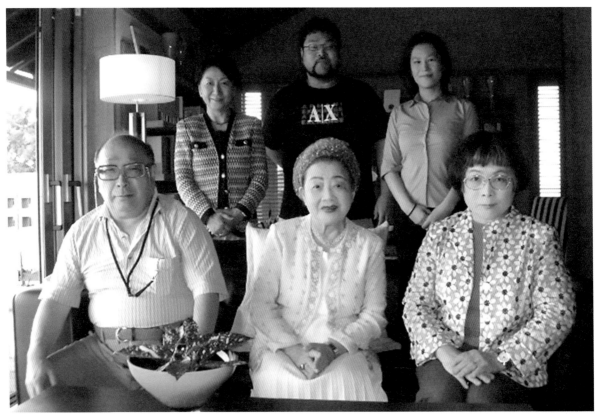

上段左から石川和子氏、好一郎、案規子
下段左から資也、二美子氏、恭代

　禮之助氏の奥方のきみ枝氏の実家は唐津
で、焼き物や競艇もあって常滑に似た町です。
きみ枝氏は唐津焼の産地で育った背景もあっ
てか焼き物に関心がおありで、愛知県では初
めての人間国宝の急須作家の三代目山田常山
氏の窯を訪れる為に1996（平成8）年5月に
禮之助氏と一緒に常滑に来て我が家で一泊さ
れました。翌日、知多半島の東の三河湾と西
の伊勢湾で採れる色々な魚や、知多半島の中
腹の山稜地区で採れる色々な野菜・果物を食
しに知多半島をドライブしました。

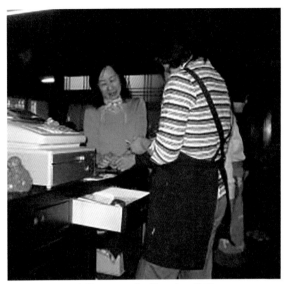

常磐晒オープン時のきみ枝氏

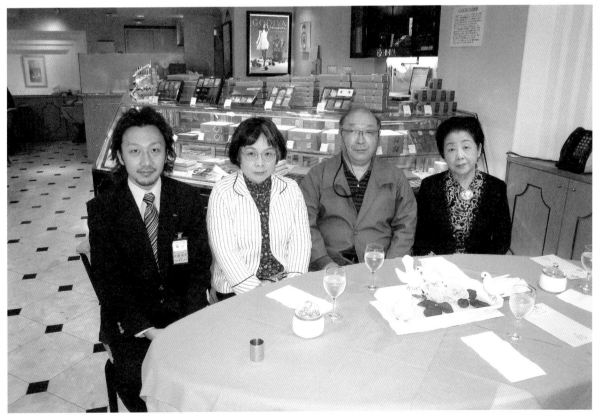

左から謹之介氏、恭代、資也、二美子氏

ピレネー犬「ジョリー」と白い豆柴の「こむぎ」

　我が家で一泊された折に微笑ましい出来事がありました。そのエピソードについて記す前に、その出来事に関わった我が家の飼い犬について記します。

　NHKはスペインとフランスの国境に連なるピレネー山脈で牧羊犬として飼育されているピレネー犬（グレート・ピレニーズ）を主人公にした「名犬ジョリー」という名前の連続漫画を1981（昭和56）年から2年間放映しておりました。息子はそれを見てピレネー犬が好きになり、1991（平成3）年、近くのペットショップを通じて購入しました。雌でした。好一郎が15歳の時でした。

　ピレネー犬は、チベット高原が原産の犬種のチベタン・マスティフを猟師が狼と間違えて鉄砲で打たないように白い毛並みに改良した、性格は穏やかな犬種です。名前は放映された漫画の主人公のピレネー犬の名前の「ジョリー」にちなんで「ジョリー」としました。

　ピレネー犬は白いぬいぐるみのようなので乳幼児が手を出した時に乳幼児の手等を噛んで怪我をさせる可能性があるといけないから咬まないように躾けなければならないということを警察犬を世話している警察官の患者さんから助言され、購入後間もなく約3カ月間近くのピレネー犬を中心として飼育しているブリーダーに預けて人に慣れさせる訓練をしてもらいました。その時、ブリーダーは色々

な犬に慣れさせなければいけないということで私たちを伊豆等のドッグショーに連れて行きました。訓練後我が家に戻って来た後も積極的に人込みの中に連れて行ったので死ぬ迄一度も人を噛んだことはありません。

ピレネー犬の「ジョリー」

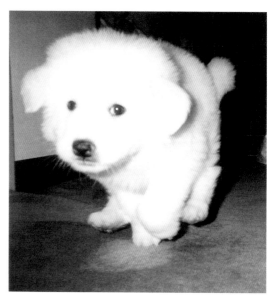

幼犬時

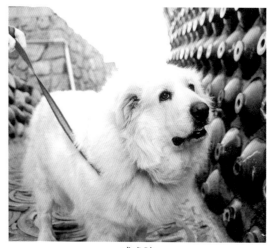

成犬時

幼犬時の体重は5kgでしたが見る見る内に大きくなり成犬時は65kgでした。大型犬としては比較的長命の13歳の時に我が家の庭のつつじの樹の下で安らかに永遠の眠りの途につきました。死因は乳がんでした。

今、好一郎、案規子、紗矢香が生活している後述する「タキタデイプラザ」の管理棟で紗矢香の希望で白色の毛並みの雌の豆柴を飼っております。紗矢香は豆柴の名前を案規子の実家で飼っていたウェルシュ・コーギーの名前であった「きなこ」の尻取り形式で、しかも同じ食物の「こむぎ」としました。尚、「きなこ」の名前は飼っていたウェルシュ・コーギーの毛色にちなんで付けられたということです。

「こむぎ」は淡路島にある界隈では名が知られている柴犬のブリーダーの施設で2021（令和3）年の紗矢香と同じ誕生月の6月に生まれ、2カ月後に案規子たちの所にやって来ました。案規子たちの所にやって来た時の2021（令和3）年8月の体重は1.0kgでしたが、1年後の2022（令和4）年6月の1歳の誕生日での体重は4.4kgとなりました。そして同年8月の体重は4.5kg、体高は30cmです。その後も体重、体高共殆ど変わっておりません。

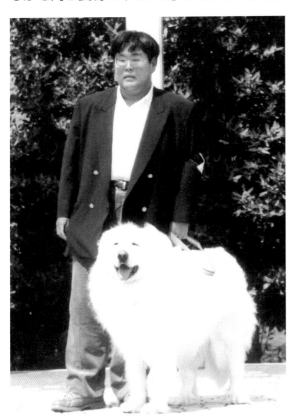

好一郎と伊豆でのドッグショー

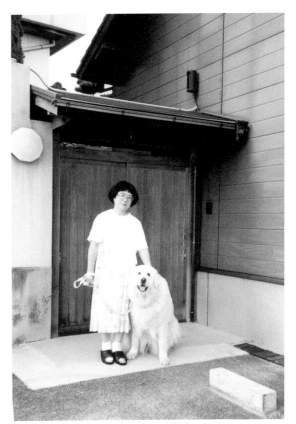

散歩は恭代、時には資也の日課

豆柴の成犬の体重は4〜6kg、体高は30〜34cmで、豆柴の基準としては特に体高が34cm以下であることが求められております。しかし、幼犬時は普通の柴犬の子犬より小さくて豆柴と思って購入しても成長に連れて普通の柴犬の大きさになる場合があります。その場合、「騙して販売した」と売主に文句を言っても駄目です。と言うのは、日本犬保存会やジャパンケネルクラブは豆柴を柴犬から独立した犬種として認めていなく、1歳の成

白い豆柴の「こむぎ」

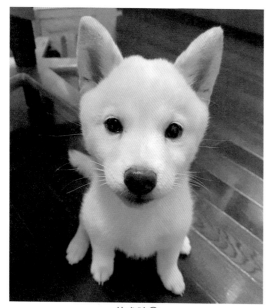

幼犬時①

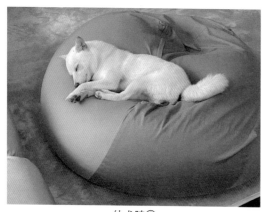

幼犬時②

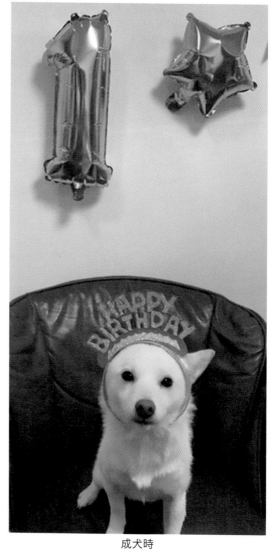

成犬時
1歳誕生日

犬時に体高が34cm以下の場合、豆柴と称しているからです。性格はピレネー犬と同様に穏やかな犬種です。

尚、先に触れました微笑ましい出来事とは、禮之助ご夫妻が起床されて座敷のソファーで腰掛けていた時に夜には庭で放し飼いにしていたジョリーが禮之助ご夫妻の前にのっそりと現れたのでご夫妻はびっくりして手をつないでソファーから立ち上がってすくんでしまわれましたが、ジョリーがおとなしくて人なつこいと分かると頭をなでて可愛がってくれたということです。

禮之助ご夫妻には後述するように当方の公開講演会の時にも二度常滑に来て頂いており、更にきみ枝氏は「お休み処常盤晒」のオープン日に早朝から来て頂いて助っ人をして頂きました。尚、息子の藤田保健衛生大学医学部合格のお礼参りに好一郎そして照子、恭代と大宰府天満宮に参拝した際、きみ枝氏の紹介で唐津の割烹旅館に一泊してスズキ目ハゼ科の小魚の「素魚（しろうお）」の踊り食いを食したことがあります。尚、「白魚（しらうお）」はキュウリウオ目シラウオ科の小魚で「素魚」とは異なります。

このように早川家とは家族ぐるみでお付き合いさせて頂いておりました。

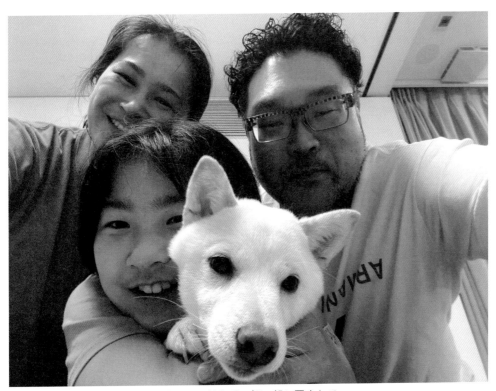

案規子、紗矢香、好一郎に囲まれて

日比谷高校から慶應義塾大医学部へ

名の知れた建築家になるには芸術的才能が必要ですが、私にはそれが無いことを日比谷高校2年生の時に改めて自覚し、父の勧め通り医学部を受験することを担任の英語担当の高田久寿先生にご相談して決めました。

尚、当時の日比谷高校では教科書は文部省指定の教材を使わずに、例えば英語の教科書は、1年生の時から大学教養課程の教科書として使われているジョージ・オーエルの「アニマルファーム（動物農場）」、ジェームズ・ジョイスの「ダブリナーズ（ダブリン市民）」、アーネスト・ミラー・ヘミングウエイの「老人と海」、グレアム・グリーンの「第三の男」といった独自の教材を使うという日比谷高校独自の教育方針でした。

ちなみに（医）瀧田医院20年史を作成する際の資料として日比谷高校3年生の時の私のクラスでの大学の入学状況を調べる機会がありました。その際、女子は10名については日比谷高校の入試基準が男子と違っていたことや結婚して姓が変わって連絡が出来ない場合もあって調査しておりません。結果、男子40名中22名（その内、現役7名）の、略半数が東大に入学しております。その他の大学には東北大、一橋大、横浜大、上智大に各1名、

東京大学入学者数

学校別			
順位	１９６１（S36）年	１９６２（S37）年	２０２２（R4）年
1	日比谷（都立）	日比谷（都立）	開成
2	西（都立）	西（都立）	筑波大附属駒場
3	小石川（都立）	戸山（都立）	灘
4	新宿（都立）	新宿（都立）	聖光学院
5	小山台（都立）	小石川（都立）	西大和学園
6	戸山（都立）	麻布	桜蔭
7	浦和（埼玉県立）	開成	渋谷教育学園幕張
8	両国（都立）	教育大附属	日比谷（都立）
9	筑波大附属	両国（都立）	麻布
10	湘南（神奈川県立）	湘南（神奈川県立）	駒場東邦

朱色➡私立	
空色➡国立	

1961年と1962年は、資也が大学受験をした年

	日比谷高校年別ベストテン順位	
1	１９５９（S34）年	170
1	１９６０（S35）年	142
1	１９６１（S36）年	184
1	１９６２（S37）年	167
1	１９６３（S38）年	192
1	１９６４（S39）年	181
1	１９６５（S40）年	128
2	１９６６（S41）年	134
1	１９６７（S42）年	131
2	１９６８（S43）年	131
×	１９６９（S44）年	入試無し
5	１９７０（S45）年	99
	・・・	
―	１９７７（S52年）	14
	・・・	
―	１９９８（H10）年	2
	・・・	
8	２０２２（R4）年	65

医学部偏差値　某予備校2021（令和3）年

国 公 立			私 立		
順位	大学名	偏差値	順位	大学名	偏差値
1	東京大学	80	1	慶應義塾大学	74
2	京都大学	78	2	東京慈恵会医科大学	67
3	大阪大学	74	3	日本医科大学	66
4	東京医科歯科大学	72	3	防衛医科大学校	66
5	名古屋大学	70	5	順天堂大学	65
5	九州大学	70	5	大阪医科（現大阪医科薬科）大学	65
7	東北大学	69	7	自治医科大学	63
7	千葉大学	69	7	昭和大学	63
9	神戸大学	68	9	関西医科大学	62
9	広島大学	68	10	近畿大学	61
9	京都府立医科大学	68	10	産業医科大学	61
9	大阪市立大学	68	12	東邦大学	60
13	北海道大学	67	12	日本大学	60
13	筑波大学	67	12	東京医科大学	60
13	金沢大学	67	12	国際医療福祉大学	60
13	岡山大学	67	16	杏林大学	59
13	横浜市立大学	67	16	北里大学	59
13	奈良県立医科大学	67	16	愛知医科大学	59
19	長崎大学	66	19	帝京大学	58
19	名古屋市立大学	66	19	東海大学	58
21	新潟大学	65	19	東京女子医科大学	58
21	岐阜大学	65	19	藤田保健衛生（現藤田医科）大学	58
21	滋賀医科大学	65	19	兵庫医科大学	58
21	山口大学	65	24	聖マリアンナ医科大学	57
21	熊本大学	65	24	久留米大学	57
21	和歌山県立医科大学	65	26	岩手医科大学	56
27	浜松医科大学	64	26	東北医科薬科大学	56
27	信州大学	64	26	金沢医科大学	56
27	富山大学	64	26	福岡大学	56
27	三重大学	64	30	獨協医科大学	55
27	札幌医科大学	64	30	埼玉医科大学	55
32	群馬大学	63	32	川崎医科大学	54
32	徳島大学	63			
32	香川大学	63			
32	高知大学	63			
32	鹿児島大学	63			
37	福井大学	62			
37	鳥取大学	62			
37	愛媛大学	62			
37	大分大学	62			
37	宮崎大学	62			
42	旭川医科大学	61			
42	弘前大学	61			
42	秋田大学	61			
42	山形大学	61			
42	福島県立医科大学	61			
42	島根大学	61			
42	佐賀大学	61			
42	琉球大学	61			

そして慶應義塾大（以後慶大）8名、早稲田6名です。尚、東大以外の大学に入学した者の中には私や後で記す岩渕正之氏、嶌信彦氏のように東大に落ちて慶大に入学した者や早大等に入学した者もおりました。

従って、当時の東京都教育委員会は「日比谷高校は都立高校の足並みを乱している」という理由で学校群制度を1967（昭和42）年度より発足させ、日比谷高校を筆頭に東大合格率の高かった都立高校を目指しても当該の高校から他の高校に回す形にしました。結果、東大合格率の高かった都立高校を目指す学力優秀の生徒は殆んどいなくなり、それらの生徒は中高一貫教育の私立や国立の高校を目指し、それらの高校から東大に多く合格するようになりました。そこで東京都教育委員会は「東大等の有名大学の入学で実績のあった都立高校の東大等の有名大学の入学状況をもう一度上げなければならない」ということで、2001（平成13）年に日比谷高校を筆頭に7つの都立高校を進学指導重点校として指定し、2003（平成15）年には学区制も撤廃した為に日比谷高校にも再び東大を目指す生徒が入学するようになり、東大の合格者数も公立の高校では唯一ベストテンに入るようになりました。

当時の大学の入学試験には未だセンター試験はありませんでした。国立大学には1期校として3月初旬に入学試験をして中旬に合否が決まる東大、名大等と、2期校として3月中旬に入学試験をして3月末に合否が決まる東京医科歯科大学、信州大学等がありました。尚、1期校と2期校はそれぞれ同一期日に入学試験を施行するので同一の期校の各々の大学を同時に受験することは出来ません。

尚、東大の入学試験は学部別ではなくて旧制高等学校のように文科と理科各々一類と二類の形で行っており、医学部に入学する為にはまず理科二類を選択します。受験者を定員の3倍に絞る為の英語・数学・国語の客観試験の一時試験があり、一時試験に合格した者は二次試験を受けることになります。二次試験の科目は文科と理科共同じ内容の科目と科目数で、社会科と理科は複数の科目の中で共に2科目を選択します。私は、社会科は人文地理と世界史、理科は化学と物理を選択しました。国語は古文、漢文もありました。つまりオールラウンドな学力が求められておりました。

現役の時には理科二類に現役で合格するには少々低い学力でしたので理科二類に現役で合格するには無理かとは思いましたが、他大学の医学部はあえて受験しませんでした。結果、やはり不合格でしたので浪人することになりました。

当時、日比谷高校は同校の一浪した者たちへの予備校的性格の補修科があったのでそこ

2022年　医師国家試験合格率順位

順位	学校名	合格率
1	自治医科大学	100.0
2	筑波大学	99.3
3	浜松医科大学	99.2
4	**慶応義塾大学**	99.1
4	群馬大学	99.1
4	三重大学	99.1
7	名古屋市立大学	99.0
8	大阪市立大学	98.8
9	横浜市立大学	98.6
10	近畿大学	98.3
10	秋田大学	98.3
10	広島大学	98.3
13	昭和大学	98.2
14	大阪大学	98.1
14	東京慈恵会医科大学	98.1
16	関西医科大学	98.0
17	帝京大学	97.8
17	順天堂大学	97.8
19	福岡大学	97.7
20	東京医科大学	97.5
21	千葉大学	97.4
22	名古屋大学	97.3
22	東京医科歯科大学	97.3
22	大阪医科薬科大学	97.3
22	大分大学	97.3
26	東北大学	97.2
26	福井大学	97.2
28	佐賀大学	97.1
29	新潟大学	97.0
30	和歌山県立医科大学	96.9
31	東北医科薬科大学	96.8
32	藤田医科大学	96.5
33	兵庫医科大学	96.3
34	信州大学	96.1
34	島根大学	96.1
34	岩手医科大学	96.1
34	熊本大学	96.1
38	北里大学	95.9
39	愛媛大学	95.7
40	山梨大学	95.6
40	日本医科大学	95.6

順位	学校名	合格率
42	奈良県立医科大学	95.5
42	九州大学	95.5
44	山口大学	95.3
45	日本大学	95.2
46	神戸大学	95.1
46	旭川医科大学	95.1
46	北海道大学	95.1
49	徳島大学	95.0
49	長崎大学	95.0
51	獨協医科大学	94.7
51	防衛医科大学校	94.7
53	岐阜大学	94.6
54	京都大学	94.5
55	岡山大学	94.3
56	産業医科大学	94.2
56	富山大学	94.2
58	東邦大学	94.1
58	愛知医科大学	94.1
60	宮崎大学	94.0
60	杏林大学	94.0
60	川崎医科大学	94.0
63	福島県立医科大学	93.8
64	京都府立医科大学	93.7
65	琉球大学	93.6
65	高知大学	93.6
67	滋賀医科大学	93.3
68	東京大学	93.2
68	埼玉医科大学	93.2
70	鳥取大学	92.5
71	香川大学	92.1
72	東京女子医科大学	92.0
73	弘前大学	91.7
74	聖マリアンナ医科大学	91.5
75	鹿児島大学	91.1
76	金沢大学	91.0
77	山形大学	90.7
78	金沢医科大学	90.4
79	札幌医科大学	90.0
80	東海大学	85.7
80	久留米大学	85.7
82	その他	53.4

に入ろうとしましたが、そこにも80名の定員があって日比谷高校同期生間での試験があった為に受験し、合格して補修科で一浪生活を送りました。補修科で一浪生活を送った者の相当数は東大に合格しております。

東大の入学試験は次年度から文科、理科共に新たに三類が誕生し、理科三類は医学部に特化されたので理科三類を受験することにしました。浪人を2年するつもりは無かったので、理科三類以外に2月初旬〜中旬に入学試験があって2月末に合否が決まる私立の順天堂大学医学部と慶大医学部、更に2期校の東京医科歯科大学医学部に願書を出しました。

幸い順天堂大学と慶大医学部共合格出来ましたが慶大医学部を選択して、理科三類が不合格であった場合には慶大医学部に入学することに決めて東京医科歯科大学医学部は受験しませんでした。尚、慶大医学部は国語と社会科はありませんでした。理科は化学、物理、生物の内の2科目選択でした。私は東大と同様に化学と物理を選択しました。但し、小論文と面接試験がありました。結果、東大は又も不合格でしたので慶大医学部に入学することになりました。しかし、このことが私のそれからの人生に大いにプラスとなりました。即ち、諭吉翁と柴三郎先生の思想に触れて反骨精神を学ぶことが出来たことです。

尚、日比谷高校3年生の同級生で医学部を志願して入学したのは私一人でした。

最近、入学試験の難易度を示す指標として偏差値が使われております。入学試験に於いての偏差値は、模擬テスト等の結果の平均点を50点になるように調整して50点からどれ位高い点数か低い点数かを出し、更に入学試験科目の種類や数等の要素を加味して入学試験の難易度を示すものです。しかし偏差値を何の要素をどのように加味するかによって偏差値は違って来ます。従って単なる目安に過ぎません。

現在、どの予備校の偏差値でも医学部は高い傾向があります。その理由として偏差値が高いと本人が必ずしも医学部を希望する気持ちが無くても医師は高収入と思われていて大学を卒業後の生活が安定しているから医学部を勧める傾向があって医学部を受験する為も一因です。しかしこの見方は必ずしも当を得てはおりません。理由は、医師になった頃の薄給を加味して通算すれば、医師の収入は決して多くはないことです。更に、私が医学部を受験した当時の医学部数は46（その内、国公立33、私立13）、卒業生数は1,800人でしたが1973（昭和48）年の「無医大県解消構想」によって医学部の定員は増加し、現在、全国の医学部数は82（その内、国公立51、私立31）、卒業生数は8,300人と増加して医師の数が増えて一人当たりの医師の生涯の平均収入は私が卒業した頃より減少していることも一因です。尚、私が医学部を受験した当時は

偏差値という指標は無く、医学部を希望する受験生は最終的に自ら医学部を希望する者が多い状況でした。

　偏差値が高い医学部でも医師国家試験（以後国試）の成績が悪い場合があります。その理由として、偏差値が高い医学部に入学出来たということで燃え尽きて入学してからの勉強が疎かになりがちになること等が挙げられます。

　尚、国試の合格率は、一部の医学部では合格出来そうに無い生徒は卒業させずにして合格率を上げる段取りをしているので、必ずしも当該医学部の生徒の学力を反映しておりません。

初期研修時代

　東大医学部の精神科講座に端を発した学園紛争は東大の全学部、更に全国の大学に広がって行き、私達が卒業する頃には慶大も学費値上げ反対の学園紛争があり、そして医学部にも波及して、1968（昭和43）年3月に予定されていた卒業がずれ込む可能性が生じました。しかし予定通り3月に卒業出来、その年の4月より慶大病院でインターン制度の研修生活が始まりました。

　インターン制度は戦後米国より導入された1年間の研修制度で、インターンは未だ医師の資格は与えられてはいなく報酬はありません。従ってインターン制度は発足直後からインターンを中心に反対運動が展開されておりましたが、私たちが卒業した年の1968（昭和43）年5月にようやくインターン制度は廃止され、新たに1年間の研修が終わったらそのことを厚生省に報告をする報告医制度という研修制度が発足しました。尚、厚生省は報告医制度では最初から希望する臨床の科を決めるストレート研修を要望し、そして慶大医学部はストレート研修を採った為に各臨床科を順に回るローテーション研修を希望した私たちはローテーション研修のスケジュールを自主的に作って研修をしておりました。そして、インターンを終了した私たちの学年より前の学年の者たちの為の4月に実施された医師国家試験に加えて、当時の国試は春と秋の年2回あったので私たちの学年の者たちの為の国試が6月と11月に実施されることになりました。しかし文部省が卒業を認めた者を厚生省が改めて国試をすることはおかしいという理由で全国的に国試のボイコット運動が展開されて全国の私たちの学年の多数は6月の国試をボイコットしましたが、現実には6月の国試に落ちた者がいたので国試のボイコット運動は消滅し、6月の国試をボイコットした者たちも11月の国試を受けております。

　以上、1968（昭和43）年は、4月に私たちより1つ上の学年のインターンを修了した者たちの為の国試と、私たちの学年の為の6

月と11月の国試を併せて1年間で計3回国試が行われた唯一の年です。

慶大医学部は福澤諭吉翁によって創設されたと思われている節がありますが違います。

確かに諭吉翁は医学に関心があり、1873（明治6）年に慶應義塾医学所を創設しました。しかし維持する経費が掛かる為に1880（明治13）年に止むを得なく閉鎖しております。

諭吉翁が1901（明治34）年に66歳で亡くなった後、慶應義塾は創立60周年を迎える事業として諭吉翁の志を継いで新たに医学部を創設する計画が持ち上がり、大黒柱になる人物として北里柴三郎先生を招聘しました。

先生は1853（嘉永5）年に生まれ、熊本医学校で学んだ後、1875（明治8）年に東大医学部の前身の東京医学校に入学しました。東京医学校は、その後改名されて東大医学部になりました。しかし戦後の体制の東大医学部と区別する為に旧東大医学部と称せられております。先生は旧東大医学部を1883（明治16）年に卒業し、1887（明治20）年に細菌学の基礎を築いたコッホに師事し、ベーリングと破傷風菌抗毒素を発見し、更に血清療法を開発しました。

先生は「脚気（かっけ）の原因は細菌」という緒方正則（まさのり）旧東大医学部教授の説に反対した為に旧東大医学部と対立して1892（明治25）年帰国後旧東大医学部に戻れなくなり、諭吉翁の

援助によって内務省管轄の現東大医科学研究所である国立伝染病研究所の所長となりました。しかし同研究所はその後文部省管轄の旧東大医学部後身の東京帝国大学医学部の下部組織になったので、先生は怒って同研究所を辞しました。そして再度諭吉翁の援助によって私立の北里研究所を創設しております。

先生は「諭吉翁にはこのように大変お世話になった」ということで慶大医学部の創設の協力を即座に快諾されました。

慶大医学部は私大第一号の医学部になり、先生の医学部長の下に1916（大正5）年に認可されて翌年創設されました。その後先生は慶大病院長にも就任されました。慶大医学部創設の際には基礎医学の面では北里研究所より多数の門下生を引き連れて来ました。

先生は慶大医学部の医学教育作りを「基礎医学と臨床医学の連携」に基づいてなされ、臨床医学に於いては「民衆の福祉に貢献する実学」を目指されました。慶大医学部では今でも先生の理念が引き継がれております。

先生は1916（大正5）年に日本医師会の前身の大日本医師会の初代の会長に就任され、1931（昭和6）年に78歳で亡くなられました。

名病血液内科時代

私は慶大病院でのインターンそして報告医を併せて1年間の研修後、父の勧めで一内に入るということになりました。しかし以前の

ように直接一内に入ることは出来ませんでした。と言うのは、当時名大医学部卒業生の私と同じ学年の人たちは最初の1年間の初期研修を終えて数年間の後期研修をする為に新たに病院に就職する際には正職員として勤務すべしという信条を持っておりました。そして、その病院は原則初期研修をした病院と決めておりました。又、内科を希望する人たちは既存のナンバー制講座とは別に複数の専門の内科を統一させた合同内科という組織を立ち上げておりました。尚、最初の1年間の初期研修病院は名大病院ではありませんでした。しかし、私の場合には既に慶大病院で1年間の初期研修を済ませており、私が希望した後期研修をする為の病院は既に1年間の初期研修を済ませていた合同内科の医師によって充足されていたのでなかなか見つかりませんでした。その流れのなか、名病は厚生省の直轄の病院故に正職員の医師の人数枠は決まっており、合同内科の医師は「名病で内科の正職員として入職することは無理」との判断で名病での研修をしている合同内科の医師はいなかったので内科医の正職員の枠はあるかも知れないとの思いで、1年前に一内教授から同病院長になられていた日比野先生に「内科の正職員として入職すること」をお願いに行きましたら、「血液内科（以後血内）に入ることになっていた医師がたまたま来られなくなったので、もし血内に入る気持ちがあるのであれば正職

員として入職させても良い」とのご返事を頂きました。そして1969（昭和44）年5月に血内に正職員として入職することになりました。

尚、名病の内科は既に臓器別でしたので、私は内科医になって内科を順に臓器別に研修をせずに最初から血内を担当することになったので、入職後には自主的に臓器別の内科や放射線科に顔を出して研修をしておりました。

尚、慶大医学部の同級生で慶大医学部の講座に入らずに他大学医学部の講座に入った者は私だけでした。一方、慶応医学部を卒業して一内に入った者は名古屋市出身の1939（昭和14）年卒業の2名だけでした。

教授の外来診察の際には当時ドイツ語でベシュライバーといって教授の診察内容をカルテに記す役目の若手の医師が付いておりましたが、日比野先生は名病の院長になられてもベシュライバーを付けられておられ、私は入職して暫くしてベシュライバーを担当しました。しかし先生は1972（昭和47）年に厚生省特別疾患「再生不良性貧血」調査研究班の班長に就かれて外来診療をなさらなくなり、私が先生の最後のベシュライバーとなりました。ベシュライバー時、先生には個人的に色々なことを厳しく教えて頂きました。

私が名病に入って暫くして、先生から「米国のニューヨーク市の一内血液研究室と連携があったスローケタリング記念がんセンター

に白血病の治療の勉強に行かないか」と声を掛けて下さいました。私も乗り気になりそのことを父に伝えましたら、父は自分が過ごした戦前の医学部卒後教育では海外留学は学者になる為のコースと捉えられていて、先生に「息子に海外留学をさせて学者にさせるつもりは無い」と断りの返事をしましたのでその話はお釈迦になってしまいました。後日、先生は［「子どもを海外留学させてくれ」と頼みに来る親はいるが「子どもを海外留学させてくれるな」と頼みに来た親はお前の親が初めてだ］と、苦笑いをしながらおっしゃっておられました。

　先生は2005（平成17）年、96歳で亡くなられました。

一内血液内科時代

　1973（昭和48）年4月、合同内科の内規に沿って4年間在籍していた名病の血内から一内の血内に異動しました。と言うのは、血内は名大医学部のナンバー制内科講座の一内のみにあったからです。血内以外、神経内科も一内のみにありました。尚、他の合同内科の血内、神経内科以外の臓器内科の希望の連中も結局ナンバー制内科の何処かの講座の研究室に所属しております。

　当時、名大医学部は小児科講座に端を発しての学園紛争の為に教授の半数は不在でした。一内も日比野教授が退官されてから教授

不在で、祖父江逸郎先生が助教授の立場で約6年間に渡って一内をまとめておられました。先生は神経内科がご専門なので直接血内の研究面の細かい指導を受けたことはありませんでしたが、臨床医として持つべき姿を指導して下さいました。

　先生も日比野先生や父と同じく軍医として、但し海軍の軍医として撃沈される寸前迄戦艦大和に乗っておられただけに芯の強い方でした。戦艦大和に乗っておられた状況は、角川書店から出版されている『軍医が見た戦艦大和』から窺い知ることが出来ます。

　先生は一内の三代目の教授を経て国立療養所中部病院（現国立研究開発法人国立長寿医療研究センター）の院長、そして愛知医科大学の学長、そして理事長を務められました。

　尚、先生は国立療養所中部病院を国立研究開発法人国立長寿医療研究センターとして起ち上げる為にご尽力をされました。

　先生には「タキタデイプラザ」の開所式での講演と、後記する（医）瀧田医院の公開講演会の講演の講師を数度お願いしております。

　先生は1921（大正10）年3月19日のお生まれで、2021（令和3）年3月29日100歳の百寿者（センテナリアン）になられた直後に亡くなられました。先生は麻雀がお好きで、一内の比較的古参の同窓生が集まって祖父江杯麻雀大会が原則年2回開催されておりました。私も大学生時代は麻雀をたしなんでおり

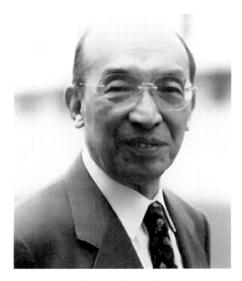

祖父江逸郎先生

ましたので何時も出席しておりました。その際、先生は「元気で頑張っているか」と声を掛けて下さいました。祖父江杯麻雀大会は先生が亡くなられた年の2021 (令和3) 年1月の大会が最後となりました。

　一内血内では「血球、特に白血球はどのように誕生して成長して行くか」、特に「白血球の中の顆粒球の成り立ち」をテーマに研究をしておりました。

　研究のテーマについて少々専門的になりますが概略を解説したします。その前にまず血球の種類と働きの概略を解説いたします。

　血液は液体成分と固形成分から成り立っております。液体成分には凝固因子を含んでいない場合の血清と凝固因子を含んでいる場合

の血漿があります。液体成分が血漿の場合の固形成分は血球で、血球には赤血球、白血球、血小板があります。赤血球は、赤血球の中のヘム (鉄) とグロビンという蛋白質が結合したHb (ヘモグロビン) が肺で酸素と結合して酸素を体内の各臓器に運び、各臓器で生じた二酸化炭素を肺に運んで体外に放出する役目を担っております。赤血球が赤いのは赤血球中のHbの中のヘム (鉄) の色の為です。

　白血球は、顆粒球、リンパ球、単球に分かれ、顆粒球は更に好中球、好酸球、好塩基球に、リンパ球は更にBリンパ細胞、Tリンパ細胞、NK (ナチュラルキラー) 細胞に分かれます。これらの血球は単球を含めて体外の異物そのものを殺したり、体外の異物の抗原が体内に入らないようにする、あるいは体内に

81

入って来ても悪さをしないようにする抗体を作って抗原に対抗します。抗原はウイルスや細菌、花粉、卵、小麦等です。抗体には自己と非自己を区別する能力があり、体内に入った抗原を非自己として体外へ排除します。

最近、「免疫」と「アレルギー」という言葉をよく耳にします。これらは白血球の働きに関連する現象なので、それらについて少し補足します。

「免疫」は字の如く疫病（感染症）を免れる現象です。

「免疫」が起こる機構には、元々備わっている「自然免疫」と、体外から侵入した異物の抗原の情報を学習して同じ異物が再び侵入した時に素早く反応する「獲得免疫」があります。

「獲得免疫」にはB細胞が中心で作られた免疫グロブリンが抗体となって抗原と直接反応する「液性免疫」と、T細胞が中心となって細胞自身が対外から侵入した抗原を直接攻撃する「細胞性免疫」があります。

「液性免疫」での免疫グロブリンは血清中に流れていて、IgG、IgM、IgAと石坂公成・照子先生ご夫妻が発見されたB細胞から分化した形質細胞（プラズマ細胞）から出来るIgEがあります。IgEは肥満細胞（マスト細胞）と

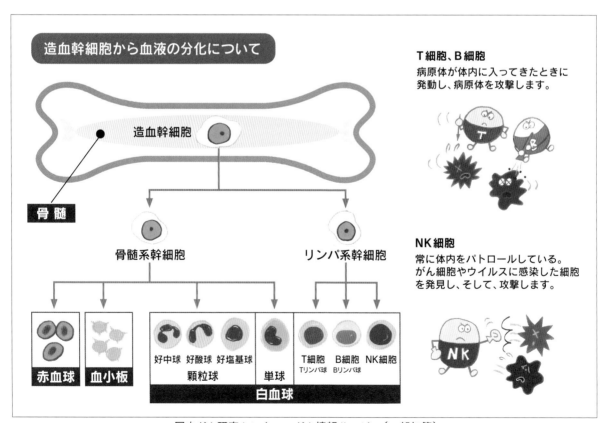

国立がん研究センター　がん情報サービス（一部加筆）

いう好塩基球に類似した性質を持つ細胞の中の顆粒内にあるヒスタミン、ロイコトルエン等の化学物質を放出させ、後述する「アレルギー」でのアレルギー性鼻炎等での鼻水・鼻閉、くしゃみ等を引き起こします。IgE が関与する反応の中で血圧が低下して意識レベルが低下した場合、アナフィラキシーショックと言います。

「免疫」は癌の発生や治療にも関与しております。

「アレルギー」はallos（変化）とrgon（反応）を組み合わせた造語で、「免疫」と逆に有害な反応を起こす現象で、花粉・食物・動物の毛・金属等の体外の物質の抗原に体内の抗体が異常に過敏に反応して眼のかゆみ、鼻汁・鼻閉、くしゃみ、発疹、呼吸困難、下痢等の症状を引き起こします。疾病としてはアレルギー性結膜炎・鼻炎、アトピー性皮膚炎、食物アレルギー、気管支喘息等があります。

尚、「免疫」そのものにも、自己の細胞や組織を非自己、つまり異物の抗原として認識して自己の細胞や組織を誤って攻撃することで症状を呈する場合があります。

例えば、皮膚や内臓の色々な組織の膠原繊維や血管に炎症や変性を起こす関節リウマチ、全身性エリテマトーデス等の膠原病、甲状腺の機能異常のバセドウ氏病、橋本病、潰瘍性大腸炎等の病気で、これらの病気を自己免疫疾患と総称しております。

血小板は止血そして血液凝固に関与しております。

次に研究テーマの概略を記します。

血球は骨の芯の骨髄にあって、自分と異なる細胞に変化する働きを持つ細胞を作り出すことが出来る「分化能」と、自分と同じ能力を持った細胞に分裂することが出来る「自己能」を持つ「造血幹細胞」から作られます。「造血幹細胞」を種と見なせば、育成する肥料と畑が必要です。私は特に顆粒球の種である「造血幹細胞」と、肥料である「Granulocyte-Colony Stimulating Factor (G-CSF) ─顆粒球幹細胞コロニー刺激因子」について研究しておりました。コロニーとは細胞が集合している状態です。

最後に具体的な研究の概略を記します。

再生不良性貧血、種々の白血病や悪性リンパ腫等の血液疾患を診断するには患者さんの骨盤に針を刺す骨髄穿刺をし、骨髄液を採取してスライドグラスに塗抹した標本を顕微鏡で観察して確定診断をします。その際に得られた骨髄液には顆粒球の種である「造血幹細胞」が含まれているので、患者さんの了承を得て骨髄液の一部を軟寒天培地中で約1週間組織培養して形成される顆粒球の「造血幹細胞」のコロニーの状態から顆粒球の「造血幹細胞」を分析します。又、遺伝的背景が同一である実験用マウスのC57ブラックマウスから取り出した骨髄の中の「造血幹細胞」に

83

先の疾患の患者さんの血清を加えてマウスの骨髄の幹細胞を組織培養して先の疾患の患者さんの「G-CSF」を分析します。以上を通じて、これらの血液疾患の病因の一端を検討しておりました。又、カラムクロマトグラフィーという分離装置を用いて「G-CSF」に影響する物質を検討しておりました。

現在、山中伸弥氏発見による人工多能性幹細胞—ips cells (induced pluripotentstem cells) を通して、再生医療、病気の原因の解明、新しい薬の開発等の研究が日進月歩で進んでいる現状は、若い頃に血球、特に白血球の中の顆粒球の「造血幹細胞」の研究に少々嗜んでいた私にとっては大いに関心があります。

＊

私は一内の血内では研究生の立場でした。

当時の研究生の報酬は非常に少なく、しかも報酬の殆どを医局費とし支払っておりました。尚、臨床系の講座を医局とも称しております。

医局はそのような背景なので一定時間の代務 (アルバイト) を認めておりました。その中で国公立の医療機関に一定時間勤務をしていれば国公立の医療機関からは公務員と見なされる「公務員代務」という制度がありました。つまり医局からは国公立の医療機関に代務に行かせる、一方国公立の医療機関からは医局に研究に行かせるということです。

この「公務員代務」制度によって、私は一内の血内では研究生として、常滑市民病院内科では常滑市の公務員としての二重の立場の時が一内の血内での6年間の最後の5年間ありました。尚、公務員代務という制度は現在公務員の労働時間管理の面から無くなりました。

一内の血内での6年間を終え、常滑市民病院内科に「公務員代務」に引き続いて正職員となり、臨床検査部長続いて内科部長として勤務しました。尚、当時の常滑市民病院の内科は未だ臓器別になっておりませんでした。従って内科部長は私一人で、内科部長としての病棟回診の時には各担当医は「患者さんを総合的にも診ているか」「紹介して下さった開業医と密な報連相をしているか、即ち病診連携 (病院と診療所間の連携) をしているか」をチェックしておりました。

1986 (昭和61) 年3月に常滑市民病院の内科を辞し、同年4月に父の体力が弱って来た為に父が院長の瀧田医院に所属しました。44歳でした。しかし父は前述の如く翌年の4月18日に亡くなり、私が院長となりました。45歳でした。尚、以下に記した医療以外の付帯事業をするつもりで、翌年の3月に瀧田医院を法人成りして理事長になりました。47歳でした。尚、恭代は副理事長として理事長を補佐する立場になりました。

医療・病児保育・老人介護の連携

これからの医療は、恭代は病児保育との連

携、私は老人介護との連携が大切との想いがあり、それには一つの建物に中に医療・病児保育・老人介護の各事業所があれば各事業所の連携に役立つと考えました。

　愛知県庁への申請当初、医療・病児保育・老人介護の担当部署から「所轄が違う事業所が同一建物にあると各事業者間の独立性が保てない」ということで拒否されましたが、各事業所には他の事業所を通らずに行き来が出来るという設計図を提示して納得してもらい、建設出来ることになりました。建てる場所は瀧田家本家が所有の瀧田医院（本院）の近くの小高い森林が適当と思い、当該地を所有者の英二から購入しました。建物の設計・施工は竹中工務店にお願いすることにしました。当該地を開発申請して開発をして施設名は「タキタデイプラザ」としました。

　又、私は老人介護の為の住宅が必要で、有料老人ホームが適切と思っておりました。

　尚、「タキタデイプラザ」を建設する時は有料老人ホームの建物を建設する適切な場所が無かったので放置しておりましたが、その後「タキタデイプラザ」の近隣の窯業の工場跡の土地が入手出来ましたので、そこに建物を建設することにし、建物の設計・施工は大成建設にお願いすることにしました。施設名は「たきたやわらぎ邸」としました。

　「タキタデイプラザ」の建設を竹中工務店に、「たきたやわらぎ邸」の建設を大成建設にお願いしたのは、その頃、竹中工務店・大成建設は中部国際空港（セントレア）のターミナルビルの施工を担当していて、各々の関係者から誘いがあったからです。

　又、リハビリが医療と老人介護の連携に重要な役目を担っているとの認識で、医療保険下のリハビリを行う為に瀧田医院（本院）本館に隣接して「リハビリ館」を、「タキタデイプラザ」で介護保険での通所リハビリ（デイケア）をする場所が手狭になった為に「タキタデイプラザ」に隣接して「タキタデイプラザ2号館」を建設しました。従って、現在、従来の「タキタデイプラザ」は「タキタデイプラザ1号館」と呼称されております。

　これらの施設の建物は常滑市に隣接している武豊町の加藤鉄工建設に設計・施工をお願いしました。

　尚、私は2000（平成12）年8月の「タキタデイプラザの開所の集い」の主催者の挨拶で、安藤忠雄『建築を語る』（東大出版会）の「命ある建築」について大略［近頃ハコモノは要らないと言われるが、単なるハコモノを命あるハコモノにしてそこで命ある行為をすれば良い］と、建築への想いを述べたことがありました。

　今迄記した建築を起ち上げることが出来たことは恭代の理解と協力があってのことです。

　更に、恭代は［単なるハコモノを命あるハコモノにしてそこで命ある行為をする］こと

に気を配り、ハコモノの営業成績を上げる努力をしてくれております。

講演録を継続して出版

　（医）瀧田医院は（医）瀧田医院主催の公開講演会を原則毎年開催しておりました。そのきっかけは「走る大脳学者」として有名な脳の生理学の第一人者の久保田競先生とお近付きになったことです。そのきっかけの内容は後で記します。

　先生は脳の中でも、記憶や感情の制御、行動の抑制等の様々な高度な精神活動を司っている前頭前野の研究がご専門ですが、リハビリや乳幼児の教育にも関心を持っておられます。

　先生は大阪市出身で大阪大学医学部に入学されましたが、脳の生理学を専攻したいということで東大医学部に転校され、東大医学部を1957（昭和32）年に卒業されて当時の大脳生理学の第一人者の時実利彦教授率いる東大医学部生理学講座に入られ、暫くして講師として脳の生理学の研究をしておられました。その後、京大生理学講座に移られて愛知県犬山市の京大霊長類研究所教授になられた後、半田市の日本福祉大学キャンパスの情報・経営開発研究科教授をしておられました。

　話が横道に逸れますが、京大霊長類研究所がある犬山市と言えば、成瀬家が最近迄個人で所有していた唯一の国宝の城の犬山城で有名です。その犬山城の最後の11代城主成瀬正勝氏は、英二と東京帝国大学文学部国文科の同級生、そして講座も一緒で、その後東大教授になっておられます。

　私が日比谷高校入学前後に心身症になった時、父は「私が東大に入学したい気持ちが強くて、そのこともストレスになっている」と思い、東大教授に東大の雰囲気についてお聴きすることもストレス解消になるのではということで、父は英二を通じて東大教授の成瀬氏を私に紹介頂き、私は成瀬氏の東京のご自宅に数度お邪魔したことがありました。その時、成瀬氏ご夫妻はご一緒に玄関まで出られて私を迎えられ、1、2時間程私とお話し下さいました。その時の会話の内容は全く記憶にありませんが、奥様が成瀬氏を「殿」と呼ばれ、成瀬氏は奥様に無造作に「何？」と応えられていたやりとりだけは鮮明に記憶に残っております。そして私が帰る時は、成瀬氏ご夫妻は一緒に玄関まで出られて私を見送って下さいました。私如き若造に礼儀正しく対応されたことにびっくりすると共に「礼儀」が人間関係の潤滑油として重要であることを学ばせて頂きました。

　成瀬ご夫妻とお話するだけで私の心は晴れやかになり、心身症も良くなって行きました。

　又、殆ど会って話し合ったことはなかった文彦にも東大教授として東大の雰囲気を聴く為に、現在、六本木ヒルズが建っている近くにあった喫茶店でスパゲッティをご馳走にな

りながら話し合ったことがありました。しかし、その時の会話の内容は全く記憶にありませんが、当時はスパゲッティが珍しく、美味(おい)しい食べ物であると思ったことは記憶にあります。

　ここで先に記した久保田先生とお近付きになれたきっかけについて記します。

　早川きみ枝氏は"或る"年のお正月のNHKのテレビ番組で先生が「脳卒中について」話されているのを義母の早川二美子氏が万が一脳卒中に罹った際の参考になるとの思いでメモを取って視聴されておられましたが、禮之助氏が1997（平成9）年に小脳出血を発症した際、とっさにそのことを思い出されて先生に直接連絡され、先生に禮之助氏の小脳出血についてご相談されたことを私に連絡がありました。その後暫くしてきみ枝氏は私に「先生は京大定年後、日本福祉大学キャンパスの情報・経営開発研究科教授をしておられるので一度先生をお尋ねして禮之助氏の今後についてお聴きして欲しい」との連絡を頂きました。先生の研究室は私が「廻船問屋瀧田家」の調査の為に訪ねたことがある知多半島研究所情報・経営開発研究室のすぐ近くにあることが分かり、早速先生の研究室にお邪魔して「早川氏ご夫妻のご紹介で参りました」とご挨拶しました。そして禮之助氏の今後については「病状は安定しているのでリハビリを継

続して行くことが大切」とのコメントを頂き、きみ枝氏にはそのように連絡いたしました。

　私は「脳の働き」に関心がありましたので、その後数回先生の研究室にお邪魔して「脳の働き」について聴講しておりましたが、（医）瀧田医院のスタッフを始めとして一般の方々にも「脳の働き」について知ることは有益であると思い、先生に「脳の働き」についての講演をお願いしたところ、先生は快く引き受けて下さり、2000（平成12）年タキタデイプラザがオープンして2年後タキタデイプラザの通所介護（デイサービス）の場所で2002（平成14）年に『脳の発達から老化まで』のテーマで講演して下さいました。

　このことが（医）瀧田医院がその後も（医）瀧田医院主催の公開講演会を開催するようになったきっかけとなりました。先生にはその後も講師を度々お願いしております。尚、講演会場がタキタデイプラザの通所介護（デイサービス）では狭いので、その後はJAあいち知多の本部の広い会議室を借りておりました。

　先生は最初の公開講演会の時に「講演の内容の概略をまとめておくと良い」と進言され、それがきっかけで（医）瀧田医院は公開講演会の都度原則講演録を出版しております。尚、講演録を出版することが出来るようになった経緯は先生より進言された頃に日比谷高校の同期会が開催され、その折、さいたま市で出版会社の関東図書を経営している3年

生の同級生の慶大法学部卒業の岩渕正之氏が関東図書から出版された追想録『悠悠放浪』を配っておりました。

　その『悠悠放浪』は、やはり3年生の同級生の東大法学部を卒業して弁護士になった杉井健二氏が47歳の1989（平成元）年8月にトルコのインスタンブールでの1人旅の最後の日に賊によって殺されたという忌まわしい出来事後、暫くして杉井氏と親しかった岩渕氏や、やはり3年生の同級生で慶大経済学部卒業のジャーナリストの鳥信彦氏たちが杉井氏を偲んで関東図書から出版したものでした。その席で岩渕氏に、『悠悠放浪』の追想録のように先生の『脳の発達から老化まで』の講演録を関東図書から出版してくれないか」とお願いしたところ、彼は快諾してくれたということです。講演録の題名は先生とご相談して『発達する脳　老化する脳』にしました。

　岩渕氏はその後も講演録や（医）瀧田医院の年史、そして20年史と30年史の後半のコメントを編纂した『日頃気に掛かっていること』も出版してくれました。又、私の文責の（医）瀧田医院の年史と『日頃気に掛かっていること』を電子書籍化もしてくれました。尚、岩渕氏は弁膜症が基での急性心不全で2017（平成29）年に75歳で亡くなりました。

　（医）瀧田医院の公開講演会の講師は日比

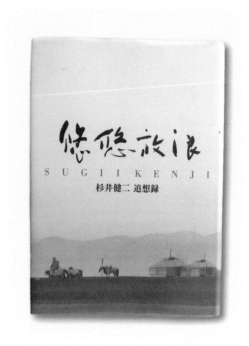

『悠悠放浪』杉井健二 追想録

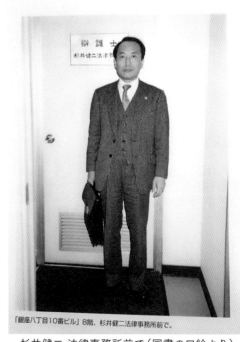

「銀座八丁目10番ビル」8階、杉井健二法律事務所前で。

杉井健二 法律事務所前で（同書の口絵より）

谷高校の同輩や慶大医学部の同輩・後輩や名大医学部の先輩・同輩・後輩を中心にお願いしておりました。その中の一人に麹町中学から日比谷高校のクラスは一緒にはなりませんでしたが同期生の新井賢一名誉東大教授がおります。彼はRNA及びDNAの合成に関する研究でノーベル生理学・医学賞を受賞したスタンフォード大学のアーサー・コンバーグ教授の下で長く客員教授をしていて、帰国後東大医科学研究所長をしておりました。彼は奥方のやはり分子生物学者の直子氏と一緒に来て『ヒトのゲノムは人間の健康と病気にどのようにかかわるか』の演題名で2009（平成21）年に講演をしてくれました。その際、彼の恩師が久保田先生とお知り合いであったこ

ともあって久保田先生もゲストとして参加されて短時間講演して下さいました。

　新井氏ご夫妻は早川二美子氏の時と同じく知多半島の先の割烹旅館で一泊されました。尚、新井氏は岩渕氏と同じく弁膜症が基での急性心不全で2018（平成30）年に76歳で亡くなりました。

　（医）瀧田医院の充実した公開講演会を長らく開催出来得たことは良き交友関係に恵まれ、結果、良き講師に恵まれていたからです。

　早川禮之助氏は小脳出血を発症しましたがリハビリをして自力で歩行出来るまでに回復し、久保田先生の2002（平成14）年の『脳の発達から老化まで』と嶌信彦氏の2008（平成

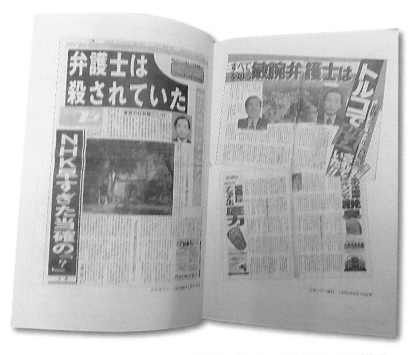

インスタンブールで殺害された杉井健二弁護士の事件を報じた週刊誌面

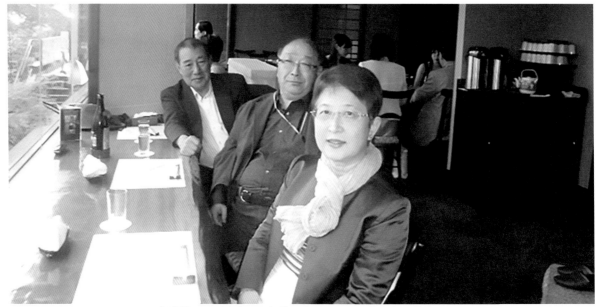

新井賢一氏ご夫妻と　新井氏事務所近くの白金台八芳園で

20) 年の「これからの地域そしてシニアの生き方」に講演の際に聴講に来てくれました。尚、心臓発作で2019 (令和元) 年に78歳で亡くなりました。

　最近、このように日比谷高校時代の親友が次々と亡くなり、寂しい限りです。

＊

ロボット手術―ダビンチ手術を受ける

　私は2007 (平成19) 年6月より前立腺肥大で管理中、前立腺特異抗原―PSA (Prostate Specific Antigen) 値が上昇して来た為に前立腺がんが疑われ、2008 (平成20) 年12月に常滑市民病院泌尿器科で前立腺に針を刺してがん細胞の有無を調べる生検 (生体検査) を施行した結果、陰性でしたので静観してお

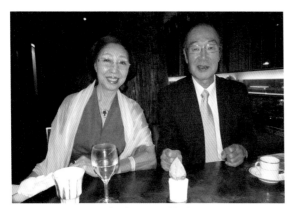

岩渕正之氏ご夫妻

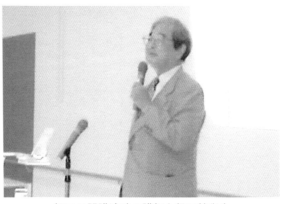

初回公開講演時の講師久保田競先生

りました。その後2010（平成22）年7月、愛知県、岐阜県、三重県の慶大医学部東海三四会（同窓会）で後輩の当時の藤田保健衛生大学病院泌尿器科教授の星長清隆現学校法人藤田学園理事長と白木良一現藤田医科大学病院長にお会いする機会があって経緯を話しましたところ再度同科での生検を勧められ、同年のお盆休みの恭代との那須の旅行をキャンセルして生検を施行した結果、陽性でした。

従って同年9月に両教授が主治医で、当時未だ医療保険の適応は無く、同大学病院同科で取り組みを始めたばかりのロボット手術—ダビンチ手術を白木教授の執刀下で施行して頂きました。

結果、がん細胞は被膜ぎりぎり迄達しており、幸運にも浸潤や転移を危機一髪 免 れることが出来ました。

その後も定期的にPSA値を測定しておりま

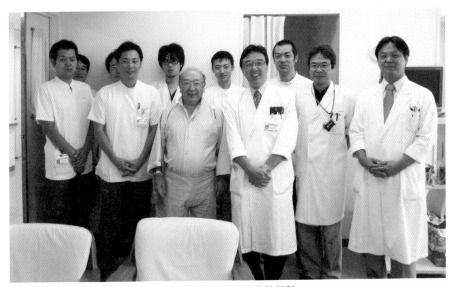

白木教授の術後の病棟回診

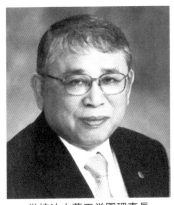

学校法人藤田学園理事長
星長清隆先生

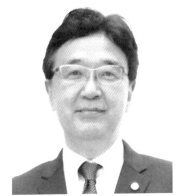

藤田医科大学病院病院長
白木良一先生

91

したが、術後約10年後その値が"或る"数値を越して来ました。このことを生化学的再発と言います。つまり、手術等で肉眼ではがん細胞やがん幹細胞が消滅したと思われても残存していて、年月を経て増殖して来るということです。そこで私は一昨年の春に前立腺があった局所に約1カ月、月曜から金曜の午後に、午前の外来を済ませた後、生化学的再発の管理を受けている東海市の西知多総合病院泌尿器科から紹介されて、同病院に2019（平成31）年に新設された新しい装置が完備されている放射線治療科に通院して放射線を照射した結果、現在、PSA値は正常化しております。

＊

私は生活習慣病・メタボリックシンドロームの糖尿病、高血圧症、そして変形性腰椎症、腰椎脊椎管狭窄症による腰部から臀部の痛みと、運動不足と老化による移動機能が低下している状態のロコモティブシンドローム、又、筋力が低下している状態のサルコペニアや身体がもろくて弱い状態のフレイルの状態になっていて最近日常生活動作—ADL (Activities of Daily Living) が落ちて来ております。又、新しい記憶を司っている大脳の中央部の海馬が委縮して来た為に短期記憶、更に大脳の前の前頭前野の「46野」が萎縮して来た為に、何かをする時に一時的に記憶する「ワーキングメモリー」が落ち、そして前頭前野の一番前にある「10野」が司っている、主課題をして

いる途中でそこから分岐した副課題も一緒に行う「ブランチング課題」の処理能力が落ち、更に感情の制御や行動の抑制等の高度な精神活動が衰え、生活の質—QOL (Quality of Life) も落ちて来ております。しかし、これらのことは皆老後になれば多かれ少なかれ生じることですので気にすることなく余生を過ごして行きたいと思っております。

老後の過ごし方については色々な人たちが色々なことを述べております。例えば

・川北義則は『人生愉（たの）しみの見つけた方』（PHP研究所）で、大略 [現実は辛いことや嫌なことが多いから晩節の過ごし方はプラス発想が必要だ。それには無駄な労力を使うことはしない。例えば記憶することはコンピューターに任せれば良い。人生を愉しく生きようと思ったならば、流行は気まぐれで年中変わるし循環するから流行を追いかけていては駄目] と。

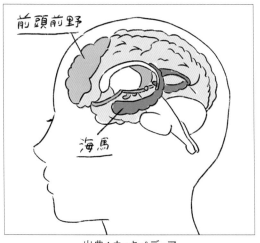

出典：ウィキペディア

- 石原洋輔『八十歳 論語に楽ぶ』(栄光出版社) で、大略 [傘寿になって、孔子とその高弟の言行を孔子の死後に弟子が記録した論語が語りかける言葉の意味と内容が少し分るようになった。世の中がうまく治まる為には一度きりの人生を大切にして、自分と他人の心を知り、思いやりと一歩譲る心を持って心を正し、豊かにすれば、今の世の中をもっと安心して、穏やかに、充実した生活で過すことが出来る] と。
- 鷲田小彌太は『晩節を汚さない生き方』(PHP新書) で、大略 [人生には初節・中節・後節・晩節があるが、晩節が独立してあるのではなく、初節・中節・後節をどう生きたかによって晩節のあり方が決まる。一方、初節・中節・後節をどう上手に生きたかに関わらず晩節は汚れることがあるので晩節には晩節を輝かす努力が必要である] と。

今回「傘寿を迎えて」を上梓して、世の中には「光と影」「表と裏」「建前と本音」「運と縁」「偶然と必然」があることを改めて認識いたしました。

謝辞

今回の「傘寿を迎えて」を記すに際してご教示頂いた方々に改めてお礼を申し上げます。

特に「造血幹細胞」についての文章を校閲頂いた一内血内時代の1学年後輩で一内血内時代当時、共に「造血幹細胞」の研究をしていた公益財団法人がん研究振興財団理事長・国立がん研究センター名誉総長の堀田知光氏に感謝を申し上げます。

参考資料

- 隠居学、続・隠居学 (加藤秀俊) (講談社)
- 知多半島の歴史と現在21 (高部淑子、曲田浩和) (日本福祉大学知多半島研究所)
- 瀧田家の廻船文書①・② (日本福祉大学知多半島研究所編集) (とこなめ陶の森)
- やきもの散歩道の廻船問屋瀧田家について 瀧田資也常滑市民族資料館友の会だより
- トヨタ自動車30、75年史
- 日比谷高校百年史上・中・下巻
- 慶応義塾大學醫学部百年記念誌
- 名古屋大学の歴史上・下
- 名古屋大学医学部内科学第一講座史
- 医療法人瀧田医院20、25、30年史
- 百寿　海渡義一　株式会社エトワール海渡
- ウィキペディア

瀧田 好一郎
Koichiro Takita

1975（昭和50）年5月愛知県生まれ。
学校法人東海学園東海高等学校、藤田保健衛生大学（現藤田医科大学）医学部卒。
藤田保健衛生大学坂文種報徳會（現藤田ばんたね）病院で2年間研修。
同大学呼吸器内科学II講座在籍。
医療法人瀧田医院在席。この間、医療法人瀧田医院理事。有料老人ホームたきたやわらぎ
邸施設長。その後、藤田医科大学客員准教授。
2022（令和4）年4月より瀧田医院分院長。

瀧田 恭代
Yasuyo Takita

1949（昭和24）年2月愛知県生まれ。
愛知県立明和高等学校、信州大学医学部卒。
岡崎市民病院で1年間研修。
名大医学部小児科学講座（神経グループ）在席。
常滑市民病院小児科在席
瀧田医院在席。この間、瀧田医院院副院長。翌年、瀧田医院は法人成りした為に医療法人
瀧田医院副理事長。この間、瀧田医院分院長、次いで瀧田医院（本院）長。タキタキッズ
プラザ（病児保育）代表。

瀧田 資也
Motonari Takita

1942（昭和17）年8月愛知県生まれ。
東京都立日比谷高等学校、慶應義塾大学（以下慶大）医学部卒。
慶大病院で1年間研修。
名古屋大学医学部内科学第一講座在席。この間、
最初の4年間国立名古屋病院（現国立病院機構名
古屋医療センター）血液内科、その後の6年間同講
座血液研究室（現病態内科学講座血液・腫瘍内科学）。
常滑市民病院内科在席。
瀧田医院在席。1年後院長父の福三死亡の為院長。
翌年、瀧田医院は法人成りした為に医療法人瀧田
医院理事長。この間、瀧田医院（本院）長、次いで
分院長。タキタシニアプラザ（老人介護）代表。

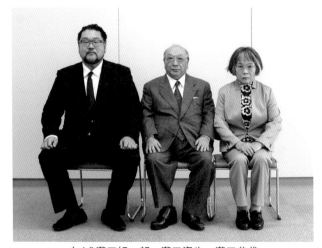

左より瀧田好一郎、瀧田資也、瀧田恭代

医療法人瀧田医院
35年のあゆみ

1988（昭和63）年　3月11日	法人成りして医療法人瀧田医院と名称
2000（平成12）年　9月　1日	タキタデイプラザ1号館設立 瀧田医院分院診療開始 タキタキッズプラザ病児保育開始 タキタシニアプラザデイサービス、ショートステイ開始
2001（平成13）年　4月　1日	タキタシニアプラザケアマネジメント開始
2003（平成15）年　7月　1日	瀧田医院分院 訪問看護、訪問リハビリ開始
2004（平成16）年　9月　1日	タキタシニアプラザデイケア開始 瀧田医院（本院）リハビリ館設立
2006（平成18）年10月　1日	瀧田マッサージ・鍼灸治療院設立
2007（平成19）年　2月　1日	タキタデイプラザ2号館設立（デイケアを1号館より移動）
2008（平成20）年　3月11日	**20周年**
2012（平成24）年　4月　1日	有料老人ホームたきたやわらぎ邸設立 タキタシニアプラザ訪問介護開始
2013（平成25）年　3月11日	**25周年**
2014（平成26）年　3月31日	タキタシニアプラザ ショートステイ中止
2018（平成30）年　3月11日	30周年
2018（平成30）年　3月31日	タキタシニアプラザ訪問介護中止
2019（令和元）年11月30日	タキタシニアプラザケアマネジメント中止
2019（令和元）年12月31日	瀧田マッサージ・鍼灸治療院中止
2023（令和5）年　3月11日	**35周年**
2023（令和5）年　5月　1日	医療法人名を資恩会と改称

医療法人 瀧田医院（現資恩会）

[ホームページ] http://takitaplaza.jp

瀧田医院（本院）
本館
リハビリ館

タキタデイプラザ
瀧田医院分院
タキタキッズプラザ
タキタシニアプラザ

**介護付
有料老人ホーム
たきたやわらぎ邸**

瀧田医院（本院）本館
TEL：0569-35-2041　〒479-0836 常滑市栄町1-112

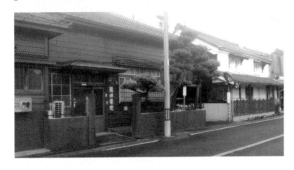

瀧田医院（本院）リハビリ館
TEL：0569-35-0668

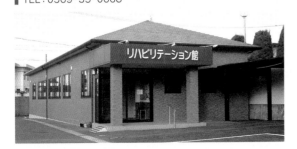

介護付有料老人ホーム たきたやわらぎ邸
TEL：0569-36-1222　〒479-0832 常滑市原松町5-88

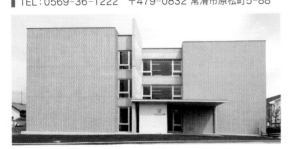

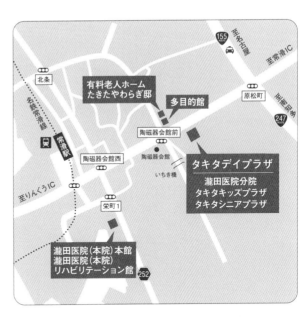

タキタデイプラザ
〒479-0835 常滑市陶郷町1-8-1

タキタデイプラザ 1号館	TEL：0569-36-2111
瀧田医院分院	TEL：0569-36-2111
タキタキッズプラザ	TEL：0569-36-2112
タキタシニアプラザ	TEL：0569-36-2113
タキタデイプラザ 2号館	TEL：0569-35-5222

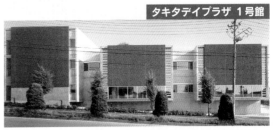
タキタデイプラザ 1号館

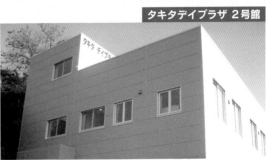
タキタデイプラザ 2号館

97

20th | 2008
HISTORY
あたたかい光とやさしい風につつまれて

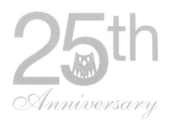

25th | 2013
医療法人瀧田医院
25年間の歩み

30th | 2018
気の向くままに
医療法人 瀧田医院30周年を記念して

公開講演会及び
講演録出版の記録

講演会と講演録

2000

タキタデイプラザ設立記念
21世紀の少子高齢社会に向けて

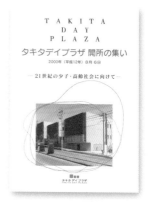

[講師]

瀧田あゆち氏
日航財団常務理事、運輸省運輸審議会委員

杉浦潤一先生
愛知県社会保険診療報酬支払基金全日審査委員、
愛知県診療報酬請求書審査委員会副委員長、
愛知小児科医会監事

祖父江逸郎先生
名古屋大学名誉教授、愛知医科大学名誉教授、
国立療養所中部病院名誉院長

2002

脳の発達から老化まで
—— 発達する脳 老化する脳

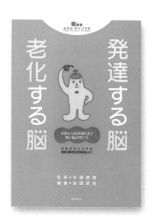

[講師]

久保田 競先生
京都大学名誉教授、日本福祉大学教授、
ボバース記念病院学術顧問

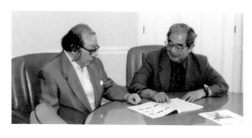

久保田 競先生と編集の打ち合わせ

2003
21世紀の街づくり
── 老人も居心地の良い地域とは

[講師]
嶌 信彦氏
ジャーナリスト

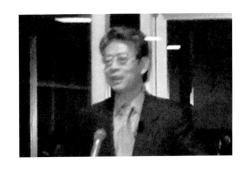

2004
脳卒中そしてリハビリテーション

[講師]
成冨博章先生
国立循環器病センター内科脳血管部門部長

遠藤英俊先生
国立長寿医療センター包括診療部長

園田 茂先生
藤田保健衛生大学医学部リハビリテーション
医学講座教授、同大七栗サナトリウム病院長

久保田 競先生
京都大学名誉教授、日本福祉大学教授、
ボバース記念病院学術顧問

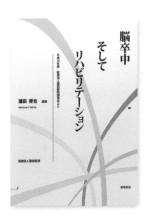

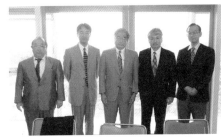

携帯電話の昨日、今日、明日
── 医療・福祉業界を見据えて

[講師]
足立邦彦氏
NTTドコモ東海特別参与

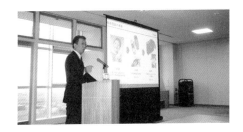

2005
医からの老若男女 生老病死

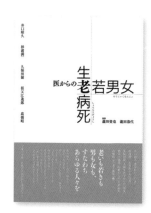

[講師]

井口昭久先生
名古屋大学大学院医学系研究科老年科学教授、
名古屋大学附属病院長

杉浦潤一先生
愛知県社会保険診療報酬支払基金全日審査委員、
愛知県診療報酬請求書審査委員会副委員長、
愛知小児科医会監事

久保田 競先生
京都大学名誉教授、日本福祉大学教授、
ボバース記念病院学術顧問

祖父江逸郎先生
名古屋大学名誉教授、愛知医科大学名誉教授、
国立療養所中部病院名誉院長

高橋 昭先生
名古屋大学名誉教授、
公立学校共済組合東海中央病院名誉院長

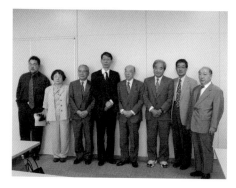

2006
いきいき老人を目指しての「食事」と「運動」

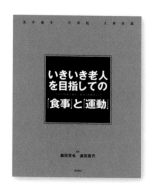

[講師]

浅井優子氏
管理栄養士、介護支援専門員、
三重県伊勢保健福祉事務所
保健衛生室地域保健課

竹田 毅先生
整形外科医、慶應義塾大学病院
スポーツクリニック診療部長

久保田 競先生
京都大学名誉教授、日本福祉大学教授、
ボバース記念病院学術顧問

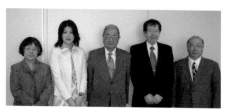

2007
しっかり食べて、いきいき老人で乗り切ろう

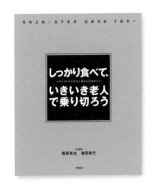

[講師]

高崎正俊氏
国立長寿医療センター栄養管理部長

金子康彦氏
国立病院機構名古屋医療センター
栄養管理室主任

遠藤英俊先生
国立長寿医療センター包括診療部長

才藤榮一先生
藤田保健衛生大学医学部
リハビリテーション医学講座教授

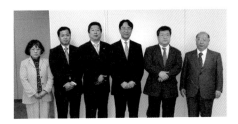

2008
これからの地域そしてシニアの生き方
── 少子・高齢化社会の行方

[講師]

嶌 信彦氏
ジャーナリスト

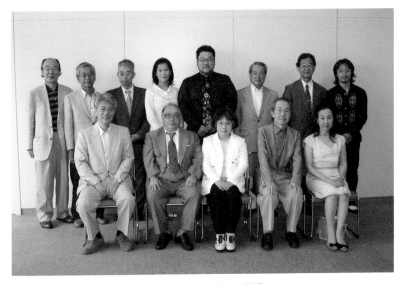

資也の親友の日比谷高校同期生たちと早川禮之助氏のご令室、ご長男
前列左端より講師の嶌信彦氏、資也、恭代、早川禮之助氏、早川氏ご令室
後列左端より岩渕正之氏、檜山彰氏、瓜生田和孝氏、案規子、好一郎、齋藤彰一氏、兼岡一郎氏、早川氏ご長男

2009

ヒトのゲノム（遺伝子情報）は
人間の健康と病気にどのようにかかわるか
── 診断、治療から予防まで

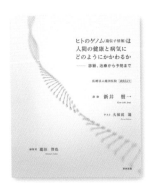

[講師]
新井賢一先生
東京大学名誉教授、
東京大学先端科学技術研究センター
システム生物医学ラボラトリー特任教授、
Asia-Pacific IMBN創立代表、
SBIバイオテック㈱代表取締役CEO

久保田 競先生
京都大学名誉教授、
国際医学技術専門学校副校長、
特定医療法人大道会「森之宮病院」学術顧問
神経リハビリテーション研究部所長、
㈱日立製作所基礎研究所研究顧問

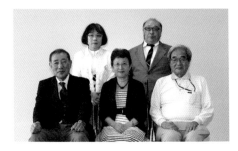

2010

タキタデイプラザ10周年記念講演
── 医療・子育て・介護のアラカルト

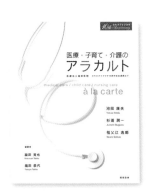

[講師]
池田康夫先生
慶應義塾大学名誉教授、
早稲田大学理工学術院先進理工学部
生命医科学科教授、
社団法人日本専門医制評価・認定機構理事長

杉浦潤一先生
愛知小児科医会監事

祖父江逸郎先生
名古屋大学名誉教授、愛知医科大学名誉教授、
国立療養所中部病院名誉院長

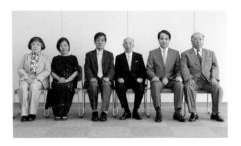

2011

たきたやわらぎ邸設立記念
医療・子育て・介護にも関係するテーマ
地球環境と組織運営——「地球環境」

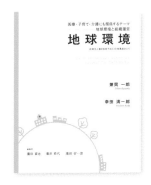

[講師]

兼岡一郎氏
東京大学名誉教授、地球深度探査センター
高知コア研究所（海洋研究開発機構）アドバイザー、
地球化学研究協会理事長

幸田清一郎氏
東京大学名誉教授、上智大学理工学部
物質生命理工学科特別契約教授、
環境省環境研究総合推進費プログラムオフィサー

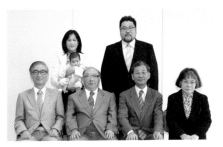

2012

たきたやわらぎ邸設立記念
医療・子育て・介護にも関係するテーマ
地球環境と組織運営——「組織運営」

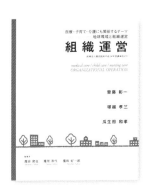

[講師]

齋藤彰一氏
㈱三重銀行特別顧問、
一般社団法人中部経済連合会常任政策議員、
四日市商工会議所会頭、
三重県商工会議所連合会会長

塚越孝三氏
日本証券アナリスト協会参与

瓜生田和孝氏
㈱ユーシン管理本部長

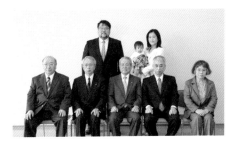

2013
救急医療の最前線

［講師］

相川直樹氏
慶應義塾大学名誉教授
東京都済生会中央病院特別顧問
財団法人・国際医学情報センター理事長

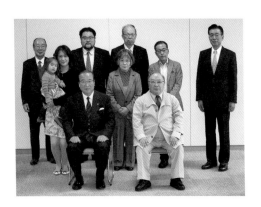

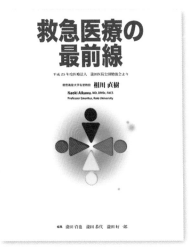

2015
がんにならない、がんに負けない、がんと生きる。

［講師］

堀田知光氏
国立がん研究センター理事長・総長

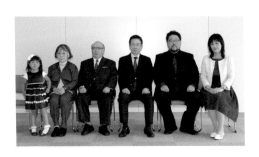

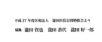

2016
認知症の理解とその支援

[講師]

柳務氏
社会福祉法人仁至会
認知症介護研究・研修大府センター長
名古屋第二赤十字病院名誉院長

田中誠氏
特定医療法人共生会南知多病院理事長

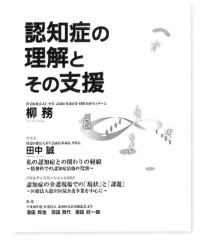

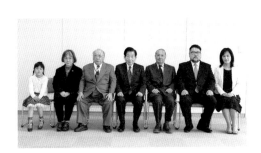

2017
アレルギー疾患の一つ

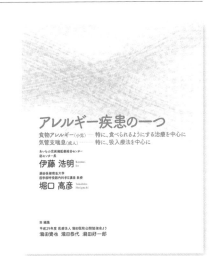

[講師]

伊藤浩明氏
あいち小児保健医療総合センター総合診療科部長
兼 副センター長

堀口高彦氏
藤田保健衛生大学医学部呼吸器内科学Ⅱ講座教授

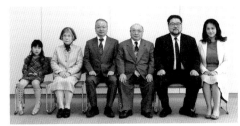
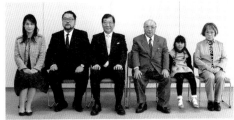

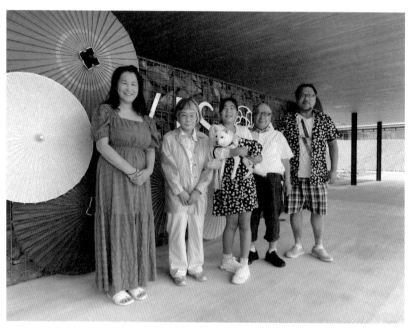

2022（令和4）年8月三重・多気町商業リゾートVISONにて
左から案規子、恭代、紗矢香、資也、好一郎

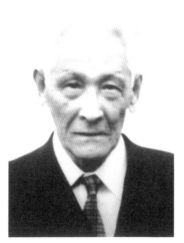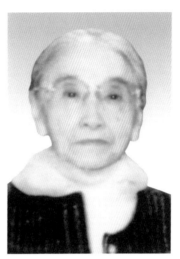

亡き父と母（祖父と祖母）に捧げる

身辺雑記
医療法人瀧田医院 35周年を記念して

■ 発行日 ■

2023年5月10日 ［初版第1刷］

■ 編　集 ■

瀧田 資也

■ 発行者 ■

医療法人瀧田医院
〒479-0836 愛知県常滑市栄町1-112
Tel. 0569-35-2041　　Fax. 0569-34-8600
Eメール：info@takitaplaza.jp ホームページ：takitaplaza.jp

■ 印刷所 ■

関東図書株式会社
〒336-0021 埼玉県さいたま市南区別所3-1-10
Tel. 048-862-2901　Fax. 048-862-2908
Eメール：info@kanto-t.jp　ホームページ：kanto-t.jp